U0391905

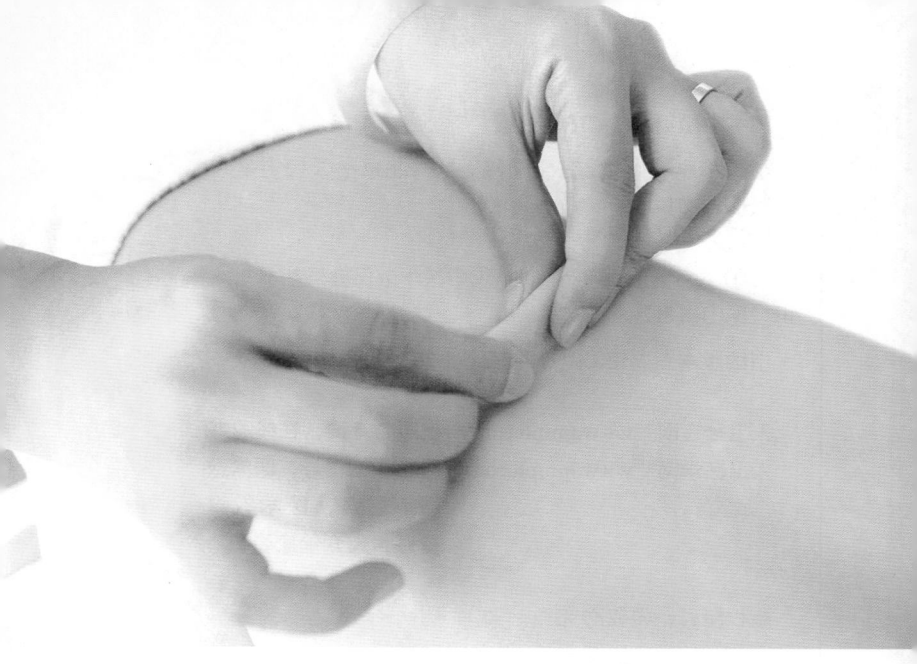

小病 小痛

小妙招

张宝旬 ○ 编著

人民卫生出版社

图书在版编目（CIP）数据

小病小痛小妙招 / 张宝旬编著 . —北京：人民卫生
出版社，2014.6
ISBN 978-7-117-18901-9

Ⅰ.①小… Ⅱ.①张… Ⅲ.①中医学–保健–基本知
识 Ⅳ.①R212

中国版本图书馆 CIP 数据核字（2014）第 076422 号

人卫社官网 **www.pmph.com**	出版物查询，在线购书
人卫医学网 **www.ipmph.com**	医学考试辅导，医学数据库服务，医学教育资源，大众健康资讯

小病小痛小妙招

编　著：张宝旬
出版发行：人民卫生出版社（中继线 010-59780011）
地　　址：北京市朝阳区潘家园南里 19 号
邮　　编：100021
E - mail：pmph @ pmph.com
购书热线：010-59787592　010-59787584　010-65264830
印　　刷：三河市潮河印业有限公司
经　　销：新华书店
开　　本：787×1092　1/32　　印张：4.5
字　　数：90 千字
版　　次：2014 年 6 月第 1 版　2016 年 12 月第 1 版第 10 次印刷
标准书号：ISBN 978-7-117-18901-9/R · 18902
定　　价：25.00 元

打击盗版举报电话：**010-59787491**　**E-mail：WQ @ pmph.com**
（凡属印装质量问题请与本社市场营销中心联系退换）

内容提要

　　本书系由 @针灸匠张宝旬微博上的中医小妙招集结而成,包括 60 余种常见小病小痛的中医治疗方法(本书称为"小妙招"),为人们应对疾病提供一种简便廉验的解决方案。这些"妙招"图文结合,操作性强,疗效可靠,一试便知。涉及的小病小痛,都是现代生活中最常见最困扰人们的健康问题。书中的"小妙招"已在微博广为流传,"小妙招"做成的应用程序(app),上线第一天,下载次数即达到同类别第一。书中一些小妙招附有部分网友使用的反馈,真实可靠。

本书献给我的家族,感激传承给我中医学术。

正如认识世界不能够全靠经验,有的时候需要一个视角。从疗效入手,更容易由术入道地进入中医的殿堂。如何把中医简便廉效的方法传播到老百姓手里,让更多的人认知中医、喜欢中医,以至于学习中医将中医发扬光大,是我一直很关心的课题。我两年前得到挚友敏捷开发专家陈勇的帮助,当时他正致力于用博客微博将敏捷管理进行大众传播。于是两个四十岁男人尝试着将最古老的中医和网络微时代的手段结合,我从自己十余年经验和家传医术中筛选内容,陈勇帮我选择传播方式,从微博入手,没料到取得出乎意料的效果,帮到了很多人,我们很开心。承蒙人民卫生出版社的关注,如今集结成书出版,让中医传播从网络到线下,更加接了地气。

关于本书中 60 余种小妙招,很多人奇怪我为什么有这么多有疗效的东西，除了家传这个原因，就是我一直在靠疗效生存的底层丛林里。如同孔子对自己才能的解释——子曰："吾少也贱，故多能鄙事。君子多乎哉？不多也。"——所谓才能，无非是命苦罢了。希望各位身处逆境的朋友坚持理想。

本书制作过程中，得到了朋友徐玮资助，文字工作由我的学生裴轩艺修改完成，在此一并感谢。

本书是由微博集结完善而成，部分网络用语已经加以规范，但为了保持原汁原味，在不影响理解的基础上，对有些用语适当保留了，如"盆友"、"围脖"、【网友反馈】中部分词句标点等，特此说明。

本书只是普及中医的简单读本，请读者慎选使用，由于个体差异较大，书中各种方法并非适用于所有人，也不能取代正规治疗，必要时如能在医师指导下使用，就更为完美。本人才疏学浅，疏漏错误之处欢迎指出以方便改正。

目　录

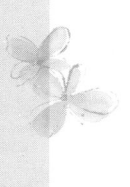

感冒一

妙　招

　　夏天感冒首选藿香正气水,最便宜那种。效果很好。喝受不了味道的可以用棉球吸饱药水放到肚脐做脐疗,效果也好。

网友反馈

　　@ 杨 **2:别人不知道,我自己亲自试用过,虽然没有立竿见影的效果,不过娃烧到 38 度,就没再上升过,大约 10 小时后,就退烧了,体温恢复正常。

　　@w**3:我老娘快 80 了,前天晚上突然高烧 40 度,问清没有疼痛的部位后,果断肚脐塞藿香正气水棉球,一小时后 39,后再换 37.8,到中午完全退烧。

　　@ 藤 ** 閤:前两天小子感冒,低烧,中午放学后休息立马用藿香正气水贴肚脐，一会儿就发汗退烧。晚上继续用，3天过去了没烧。

@ 张 ** 谦：我也给儿子用过藿香正气水退烧，有效果，只是孩子皮肤嫩，有轻微过敏，第二天就好了。

@ 来 ** 见：我的孩子用过五六次，每次都管用，推荐了好几个朋友的小孩用，也都有效果，我看评论说的个别没效果估计是体质不同或者其他的原因吧，抗生素也不能百分百有效是吧？

@b** 翼：亲身试验过，奇效啊！打了退烧针吃了退烧药都没用，贴了两贴，立马退烧！

@ 小 ** 九：我们家人发烧现在都不去医院了，直接肚脐敷藿香正气水搞定！次次都有效！

@ 新 ** 牛：🤚 冬季儿童发烧也可以用，昨晚刚试过，效果很好！ 21点，体温38度2，用半瓶藿香正气水浸湿棉球，贴在肚脐上，用大块的创可贴固定，两小时后降至36度5，今早痊愈！

@n** 狗：岂止2500，我爸7月份发烧住了7天院，花了5000多。前两天又感冒了，有点低烧，用了藿香正气贴肚脐，半天就下来了。给张大夫点个赞。谢谢。加油。

突然明白人生万事,不迎亦不拒。不出亦不离。万事本妥当,一心尽欢喜。大体一切都是顺水推舟的学问,七分命运,三分顺命运打拼。逆着来就是挣命。身体也是如此,顺势而为,否则越折腾越糟糕。作中医的,不得不去看身体大势,说到底还是格局。

中医发展悖论是:开始是中医自个玩;玩出名堂资本介入;资本介入引来更大的资本;然后是资本跟资本玩,中医就不带玩了。从中医始,以资本终。中医在中间充当了由头。单就结果而言,其实跟对中医拆迁,搞商业开发没有本质不同,区别在于中医与资本共舞的时间长短。这是我觉得中医需要跨界做商业的原因。

昨天我对学生说普通人为什么学中医。因为我们早晚会老去。身体靠自己。懂中医没坏处。希望大家也一样,把妙招用好。中国知识分子历代都懂医,这是我们的传统。

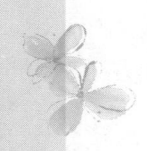

感冒二

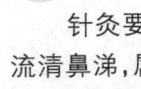

　　针灸要靠精确地辨证才可以达到最佳效果,比如鼻塞流清鼻涕,属于受寒引起的,艾灸大椎5分钟就会大大缓解症状,早期可以艾灸治愈感冒。

　　@ 小**陈:昨天阴雨受寒,刚起来想起这个帖子,用吹风机热风吹了一会儿,鼻子通气了😁

　　@ 冰**物:今天流了一下午清鼻涕,方才艾灸大椎穴不到三分钟,症状立马消失。感谢老师👍

　　@ 羽**令:想起小时候我着凉感冒,妈妈是用一块烤得热热的生姜,剖开用切面在这个部位来回搓,搓到皮肤红红的,然后睡一觉就舒服多了。

@开 ** 头：我试过吹风机吹热风，也有效果，注意别烫着就好😁😁😁

@菲 ** 花：宝贝这两天感冒咳嗽流清涕，连续两天艾灸大椎、肺俞，改善比较明显。

 微博语录

人生中有太多假的别离。千万生中，我不断回来，做你的丈夫，做你的妻子，做你的敌人，做你的朋友，做你家里的那只小虫子，作为食物被你吃掉。龙树菩萨说："我们不断地重逢。不生亦不灭，不常亦不断，不一亦不异，不来亦不出。"——宗萨钦哲仁波切——原来是假的分别，考验是否真的挂念。

感冒三

妙　招

感冒我常用中成药,流鼻涕用荆防冲剂,夏天感冒不管啥情况首选藿香正气水,病毒性感冒早喝板蓝根冲剂。感冒1周考虑小柴胡冲剂,关键是早期服用,至少喝3天。小代价解决大问题。

网友反馈

@f**1:恩,被感冒折磨到第三天的人喝了两支藿香正气口服液,然后就只剩零星的喷嚏了。赞!

@可**可:上周感冒突然凶猛袭来! 小柴胡冲剂一包加藿香正气胶囊,第二天下午恢复。

@千**粉:前天用藿香正气水治好感冒的人路过!!壮哉我大中华医术!

做中医这么多年,深知一技之长能安身立命。满腹"理论"不能解决问题的话,生活都有问题。这么多年唯学历导向,学院里已经没有多少有实际解决问题能力的老师了。操作起来也不容易。

中医道统纯正,但是近百年术的损失是非常大的。没有了术的支撑,中医很难发展起来,道也很难传播。病人因疗效而来,因无效而去。这点必须有明确的认知。中医除了提高疗效发展,没有什么其他的道路。

中医要有佛念,破我执。君不见是个学中医的人多我执,争论不休,这都是入门不纯,格局太小故。我是最重入门启蒙,起手错,步步错。要有无我观物心。

鼻塞

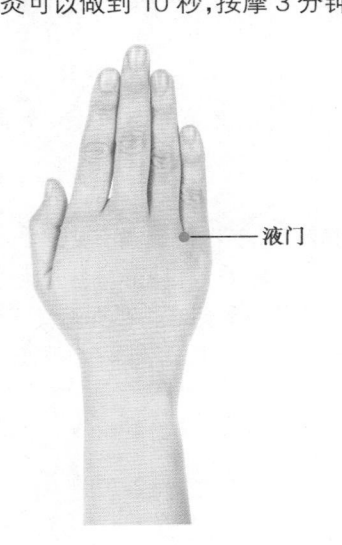

妙　招

鼻塞用一个东西贴鼻子是很可笑的,我常用液门按摩针刺通鼻窍,针灸可以做到 10 秒,按摩 3 分钟以上就好了。

液门

网友反馈

@ 梦 ** 格:重感,鼻塞,先按了左手的液门,一分钟不到左边鼻子通了。但是另一边还塞,再按右手,三分钟无效,然后交替按左右手,差不多右手按了七八分钟的样子,终于通了。

@ 小 ** 妈:茉莉感冒鼻塞,睡下难安,试了这个方法,真的好。有宝宝的都收一下吧。揉一会儿就管用。不过还会塞,就再揉。

@ 狗 ** 妇:昨晚憋醒了,在被窝中,悄悄地按了半天,咦,貌似管用呢 ~~~~~ 目前为止,没用鼻贴呢。去年,天天用鼻贴,把鼻梁都粘了一层皮。唉,转给同样受罪的博友们 ~~

@ 格 ** 宇:真心推荐给受感冒鼻塞折磨的亲们,经过刚才我滴亲身尝试,原本堵塞的鼻子慢慢感受到丝丝滴凉空气,哇咔咔,通啦。

@ 想 ** 枫:真有用! 我天天晚上俩鼻子完全不通只能用嘴呼吸,一打喷嚏就 20 个以上的那种过敏性鼻炎! 说话很重鼻音,鼻孔常年塞一个,晚上全塞! 我刚试了表示真有用!

@ 李 **乚:真神了,右鼻孔鼻塞了一整天,刚刚就按摩了一首歌的时间,忽然鼻子可透气了。

减肥

 **妙　招**

　　减肥第一招,就是第一口饭嚼七七四十九下再咽下去。养成习惯,饭量减一半。

网友反馈

　　@臣**舞:上周五晚上因为胃痛而开始了细嚼慢咽的生活,刚巧在这时看到了张医师的第一招,沿用了一整周,掉了一公斤。

　　@裙**e:我开始也以为麻烦,试过后觉得简单。并且神奇的是,只要第一口咀嚼了49下后,再后面的吃饭速度不自觉地也慢下来了!

　　@芒**天:话说,我偷偷儿试验快7天了……汇报一下结果:1.现在不管吃什么,包括小零食,第一口都会先嚼

49下（尽量49下）。这就是传说中的好"习惯" ~；2.剩饭越来越多了！我三岁小熟儿的傻德行又卷土重来了。3.第三天后开始，确实食欲和饭量均有下降，而且一样的会有饱腹感！ 4.我觉得，这种细嚼慢咽后的饱腹感，和无所顾忌随便吃的饱腹感，明显不同！肠胃是一种很平和舒服的感觉。5.而且对食物不会感觉如狼似虎地馋了！慢欣赏、慢品味似的心态！ 6.感觉很棒！准备继续！

@三 ** 妹：我试了几天发现，如果第一口嚼了那么多下，后面就不大可能只嚼三两下了，基本都是要嚼几十下，不自觉的。吃餐中饭能把饭堂都吃到关门还没吃完，急得我。

微博语录

病从口入可不是简单的细菌卫生问题，是说人体摄入不同属性的食品使身体内部失衡的问题。比如寒凉吃多伤脾胃，辛热上火此类。

瘦腰

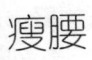
减肥的童鞋不要忘了每天拿抓此处 200 下,很好的瘦腰效果。裤腰带很快就会告诉你效果的。捏着红点,向外拉起一片。

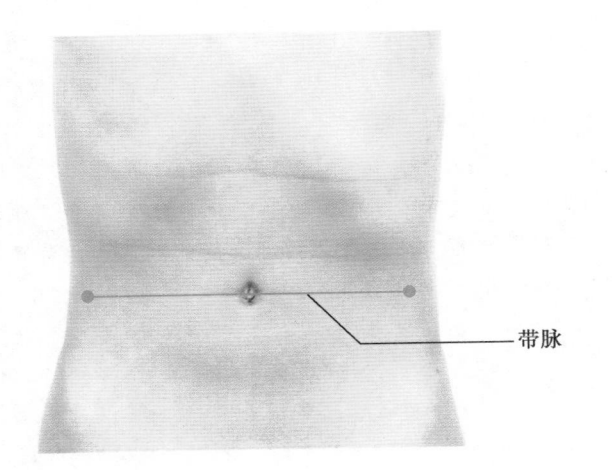

—— 带脉

编辑注

抓的手势,两手是竖着的。"向外拉起一片",这里的"外"是指体外,不是两侧。

 网友反馈

@ s**嫄:分享给痛经的美眉,我抱着瘦腰的心态,我很懒并不是每天抓,也抓不到 200 下,手好酸且我的腰实在太多肉,每天吃太多,所以瘦没瘦我不知,但我用这个方法后,两个月没痛经了,感动!只有痛经的美眉才知痛经有多痛苦,想吐吐不出,一副天要塌下来的样子,滚床单什么的都没用。现在来 M 可以随便唱随便跳,哈哈。

@ 米 **M:抓带脉两周,最开始每天 200 下,之后就断断续续,昨天上称,我瘦了 3 斤,老公瘦了 6 斤,姐姐瘦了6 斤。

@d**h:请问抓带脉是不是会影响妇科啊?大姨妈每次都提前一周报道,用了好多方法都解决不了,都准备回国以后看中医了。这个月开始抓带脉,按说 8 号报到的现在还没出现。回归正常 30 天有望了

@ 初 ** 识 : 抓了两天,痛感可以忍受,手头没软尺所以没看出围度减少,但是每次抓完一个小时内保准有便意,排很多软便,便秘的同志们也可以抓起来～

@ 薇 ** 罐 : 抓了三天,腰围瘦了两厘米 😑😑

@ 蕊 ** 悦 : 老师,粗事情了,有人躺在床上看书的时候,老是一只手拿书另一只手抓一边的带脉,现在一边的把手完全不见了,一边还在,看着太怪异了,才抓了几天而已,请问要怎么破? 😕

@ 情 ** 水 : @ 针灸匠张宝旬:抓下来几大好处:1.腰围确实小了;2.便秘改善了;3.饥饿感不明显了;4.似乎上臂也变细了。

@ c ** e : 回复 @ 连 ** 试 : 五指张开抓住腰侧肉肉,四指在前,拇指在后那样抓住,平行往外拉扯 。要点:抓住! 拉起。做足 200 ! 一般 60 下,手臂就酸痛难忍,忍住! 忍住! 三天之后同时想纤细手臂的妹纸偷笑去吧。

我个人反对中医铜臭气。但是靠本事吃饭天经地义。中医能挣钱,人才就多了,行业发展了,总成本才会降下来。也符合供需规律。催乳贵,也贵不过洋奶粉啊。我不方便公布方法,这是一个行业饭碗,我得自律。

我的亲戚我教她做催乳,月收入不菲,而且开始五千一个收学生。忙的不可开交。二胎政策下,看来生意还要好几年。反倒是那些天天要保护要资金的老中医,让我糊涂了。中医几千年来,何时要被官府养着?中医是硬需求,乞丐病了都得找医生,有疗效没钱出了鬼。民国时期,名医都是大财主。

道术法匠,中医四个层面。好比总工,工程师,技术员,操作工。我微博传播的就是操作工,做出效果就不错了,真操作工远胜假总工。中医现在需要的就是个扎实的疗效。

控制食欲

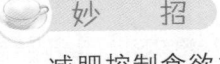
妙　　招

　　减肥控制食欲主要按压中脘穴 50～100 下,100 下为宜,由轻到重为好。

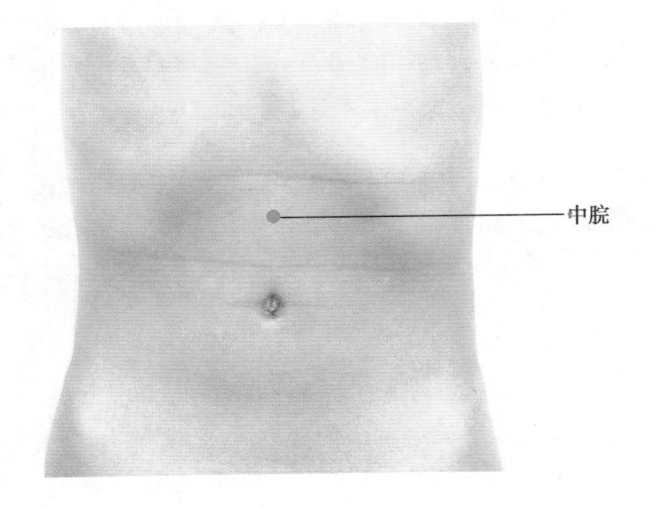

中脘

网友反馈

　　@ 飘 ** 风：间歇地试了一周，今天坚持了 200 下，确实瘦了，谢谢张大夫 @ 针灸匠张宝旬

　　@2** 悠：今天早上按压中脘穴 50 下，到现在还不饿！嘴上想吃，但是一点也不饿！刚吃了一点就饱了。谢谢张大夫！瘦身指日可待了！

 微博语录

　　中医不是操作手册，是心法，以知行合一为途径，从术入道过程。最终是能力提升而非知识累加。看老中医老西医退休便知道两种体系，知识会落伍，能力不会。我喜欢教启蒙是因为我只能让中医成中医，在浩瀚的中医学问面前，我只是先来者，只配教启蒙。

瘦大腿

 妙　招

瘦大腿主要是敲风市 100 下以上,还有就是捏提梁丘穴和殷门穴。长期使用效果很好。

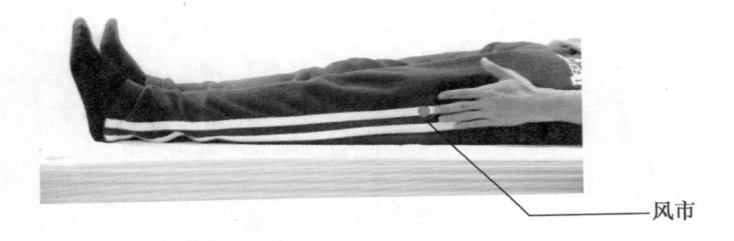

风市

@ 猫 ** 太 : 我妈就是让我每天敲风市那一块。她说她有瘦。

@ 女 ** 白 : 已敲胆经两个月,会敲到那个穴位,事实证明能瘦。

@ 葫 ** 瑪 : 老师,我用这个方法大腿外侧瘦了,内侧没有任何变化 有没有瘦大腿内侧的方法呢? 谢谢老师。

@ 腐 **_ : 这个真的有效! 我发誓!

@z**7 : 今天两手臂痛啊,为了减掉肥肉,现又推出大腿,两手没得闲了,腰还要减呢,忙不过来了😣一圈一圈一反常态。我同学天天敲,疼得要死,但她真的瘦了。

 微博语录

Just do it! 这是学中医最关键的地方。疗效是自然界的标准,实践是唯一的道路。很多年我从不敢离开临床,就算忽悠可以圆满,临床也不会同意。

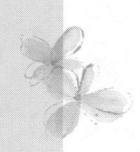

小儿食积发烧

妙　招

小儿发烧多数与食积有关,系平时喂养不当,违背古训"要想小儿安,三分饥和寒"。食积容易生内热,造成扁桃体发炎,平时要注意喂养要少,不要过饱。嘴中一旦有口气,就要用些中成药。我推荐大山楂丸,成分全是食品,效果很好。没有了食积,就不容易发烧。大山楂丸不限品牌,便宜好用。

网友反馈

@欣**问:看到这则微博的时候我4岁9个月的儿子正好有些积食,表现为:舌头中间有白色舌苔,略有口气,将山楂丸买回来后吃了两天,每天一丸,舌苔消失。值得称赞的是山楂丸酸酸甜甜,小孩子很喜欢。谢谢张医生普及很有用的中医知识,受益匪浅,愿意佐证。

@洛**麻：这个太赞了，石头吃了两天胃口大开能吃能拉的，也没有口气了。

@萱**y：大山楂丸确实好用，孩子几天前就一直饮食不好，有一天跟她说要给她吃，睡前她还提醒我，第二天便便确实拉了出来，感觉孩子明显舒服很多。。。平时真的要注意不要喂过饱。。。老人家麻烦你们醒醒！

@茜**思：中医真是神奇，我宝宝口气好了，虽然去了好几家药店没买到大山楂丸，买的是小儿大山楂颗粒，但是吃了两天就好了，食欲也变好了，谢谢张医生。@针灸匠张宝旬

@c**8：这个太适合我女了，一颗见效。

 微博语录

　　为什么喜欢培训"中医老太太"？小时候在农村，经常长口疮，找邻居老太太弄点鲜草药绞汁点在口疮局部，十几秒就不痛了，可以吃饭。老太太给我带来了对中医的终身好感，让我记住了平生第一个处方。读我微博的盆友多数已经成为会一招的老太太了，我很欣慰。中医传承启蒙靠你们。

小儿食欲不振

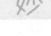

　　小孩子不吃饭，四缝穴效果很好。用指甲每天刺激 50 下，可以刺激食欲改善症状。中成药选择大山楂丸。

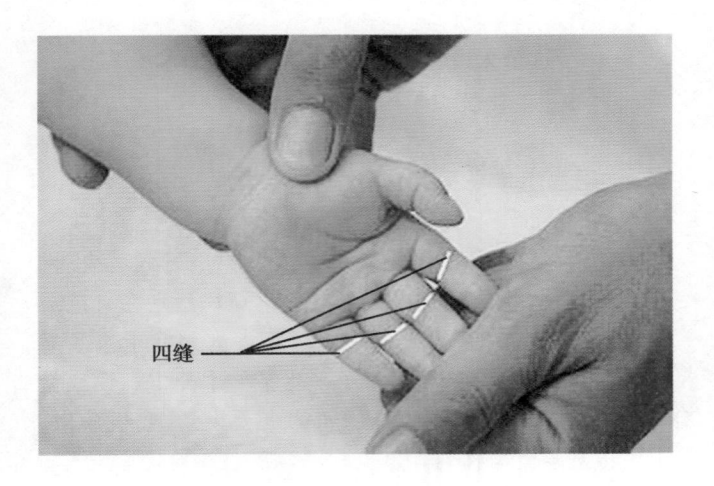

四缝

网友反馈

@ Ａ＊＊r：我妈的拿手绝活啊，小孩吃多了胃无食欲，用针扎这里放黄水，一挤就好。珠海中医院治未病中心现在也用这个治疗方法，不久前看过两小孩被扎得大哭。

@ 胡＊＊脑：我妈妈也会这个方法，而且用这个方法治好了好多小孩的食积，周围亲朋好友家小孩食积了都来找她给扎一下，PS：我妈妈不是医生。

@ 飞＊＊女：已经推荐给一个妈妈用，配合捏脊，效果非常好哦，现在宝宝已经开始自己吃饭咯。

@ 山＊＊a：朋友孩子食欲不好，去医院看中医，就是扎手指这个部位，2次就看好了。相当有用。

@ 永＊＊真：我见过有中医治疗疳积，在这四个点扎一针，挤出好多黄色液体，小孩不疼不哭，然后饭量大涨。也见过手法不行的护士，扎得小孩哇哇叫，挤出来的都是血水。

小儿大便稀溏

妙招

小儿3岁以下大便开始稀溏,可以用双手摩擦手心发热轻覆在婴儿肚脐上,做21下,大便当天就能成形。

网友反馈

@瑶**女:之前五个月时第一次给宝宝喂苹果泥,下午就拉了好几次沫,和他姥姥赶紧交替撮手心捂肚脐。马上不拉沫了,当天无大便,第二天大便正常,哈哈。

@菲**上:妞子已经渐渐恢复,但昨晚还是有水样便,等她睡下找出这个方子一试,搓手捂肚脐。今天一整天没动静,晚饭后贡献三根儿黄澄澄的"金条"。家有宝宝的要收藏哦!!谢谢@针灸匠张宝旬!

@齐**妈:我宝四个月每天早七点左右大大。便便一直比较稀,前天试了下昨天没有便便,今早醒起后把便,便便基本成形了。有效呢。能连续多做几天吗?

@ 泽 **g :这个必须转,我妹妹小的时候拉肚子,我妈妈都是用豆秸烧灰然后装在盆子里,用余温热手心然后给妹妹按摩肚脐,我儿子现在拉肚子我都是用热水袋给热肚脐。

 微博语录

佩服本意就是佩戴养生器物以健康长寿,潮一点就是说可穿戴疾病解决方案。现在可穿戴设备弱爆了,只是检测方案,举个例子每天检测到血压那么高,怎么办? 活人也会吓死。只有一狠心,把可穿戴设备戒了——国外理念有时候很弱智,但是要看到早晚也会到中医理念上来。这是我很佩服西方的地方。

五官皆可用药,非独口服一途。

小儿常备药

　　小儿常备三种药，一捻金，王氏保赤散，猴枣散。便秘用一捻金，腹泻保赤散，发烧猴枣散，使用得当，基本搞定三种病。服用无效再去医院。

　　网友反馈

　　@针灸匠张宝旬：回复@鱼 ** 丹：发烧比较复杂，猴枣比抗生素好得多，抗生素才是大寒。两害择轻吧。

26

中医打擂台思路一定要丢弃,和西医一样,大家好才是真的好。如何让中医整体提升中医水平才是牛中医。

基于大数据云计算下的中医系统是中医的一个出路。我的妙招用的就是大数据下中医解决疾病的思路。中医的发展就像是大量经验数据的积累,重相关性,轻因果。

中医生活化是我最重视的内容。中医的种子要种在家庭。很多人不明白为什么培养家庭中医,一个用中医维护家庭的主妇能维护三代人,关键是母亲会影响孩子,中医影响孩子,中医就有了将来。回想我们整整一代人和中医几乎是零接触了,好危险。

肚腹三里留,腰背委中求,头项寻列缺,面口合谷收。这是针灸学里有名的四总穴歌。古典针灸认为面部所有疾病合谷都有效果。面部美容合谷就是一个保健要穴。每天按摩两侧各五十下保持面部不老。

小儿腹泻

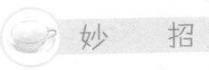妙　招

　　5岁之内小儿腹泻可以用下图捏脊方法解决,范围从腰到尾骨,从下到上10次,红润为度。部分类型腹泻初期,一次就搞定。早治疗有奇效。

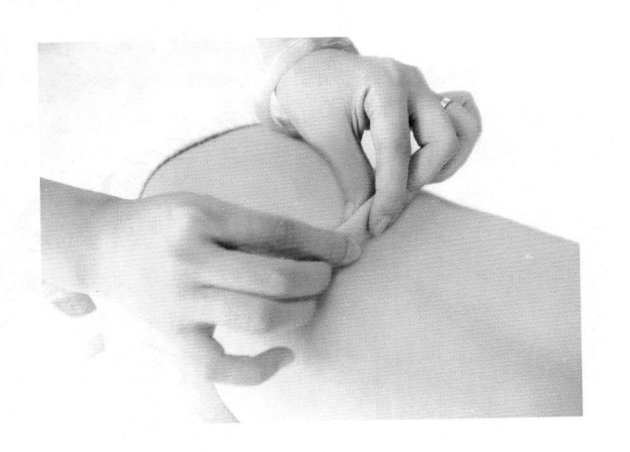

网友反馈

@i ** 妹:这个方法我小时候爸爸就经常给我用。从小体弱多病,也不能天天跑医院啊,爸妈就得来了这套方子,还有捏几下提一提的动作,还有没有别的就忘了,但这个捏的方法印象很深。就到现在,身上轻微不舒服了,也会捏一捏。

@f ** y:小时候在医院被捏过,挺管用的。

@ 最 **_:捏捏还要提一下,开始会很疼,捏完特舒服肚子咕咕叫。

@乚 ** 昆:捏完家里的小宝宝就会长成像阿姨我一样的胃口特好的胖墩啦! 到现在还清晰地记得每次带我去捏脊我都怕得不得了呢。

@ 煦 ** 声:恩。我家宝宝不舒服我妈就给这样按。

小儿受惊

　　婴儿由于神经系统发育不完善,经常有受到惊吓而身体失衡的情况,最常见就是腹泻青色便和两眼之间青筋明显。这种惊吓处理就是掐掐老龙,就是如下图。每次500下,直到青筋消失。必须处理惊吓,后来的多动、注意力不集中、学习困难都起源于此。

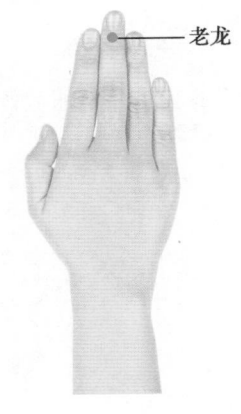

老龙

网友反馈

@花**王：左右今年回老家过年遭遇鞭炮惊吓,我使用捣老龙,平肝清肺,清天河水,平安过年。

@乐**道：看到这个方才恍然大悟。张老师,我家小儿从小就有青筋,胆小谨慎,近年有抽动症状,注意力比没有抽动时明显涣散,极易疲劳。努力调整教育方式,中医调理脾胃,效果甚微。您能指点一二吗? 真是愁死了。谢谢。

@方**妞：想起小时候总听见大人说我鼻梁上方有青筋,现在注意力不集中、容易受惊吓,木有多动症。

 微博语录

说中药好像就是药,实际是不对的认识。世间一切都是中药。粮食也是中药。绿豆消暑,红豆利水,黄豆补脾,黑豆入肾。大剂量花生红衣补血效果好得很。

扁桃体发炎

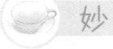

　　小儿扁桃体发炎发烧的温度很高,在大拇指上用血糖取血针放几滴血退烧很快,部分可以靠此法治愈。居家必备技术,大人同样有效 ,处理得好不用打吊瓶。

少商——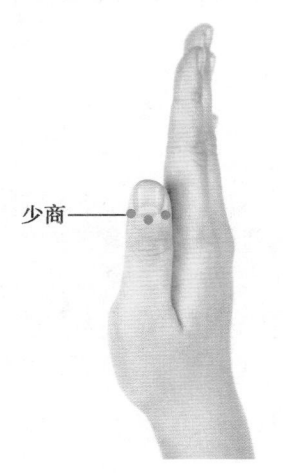

网友反馈

@ 逆 ** 猫:@芳 ** 汐 最右边那个点就是,不需要放血,用指甲掐也有缓解扁桃体痛的作用。

@ 做 ** 汤:这法子我和儿子都用过。不过,我们只在少商处放了血,嗓子痛立竿见影的效果。是有点神奇!

@ 黄 ** 点:我家的有一次连续好几天高烧不退,也是放血后才退的,但是耳尖和大拇指内侧放!!

@ 豆 **5:数次实践过嗓子疼发烧少商放血,从女儿到老公到自己到同事,不少人被我放过血啦,以至于现在女儿嗓子疼都会主动要求被放血,哈哈~~

@ 有 ** 福:小时候在农村家里有人发烧感冒就会用针扎下手或头往外放血,印象中那血是颜色很重。

 微博语录

　　黑中医的力度比反中医粉大多了。没临床疗效的名医直接损害中医品牌啊。会让更多人加入反中医行列。

小儿不眠

小孩子不睡觉,可以尝试按摩下图的奇穴,一般一会就睡着了。大人也有用。我是看报告文学说林元帅睡不着,就让警卫员掐合谷。我考证应该是合谷上,临床很有效。

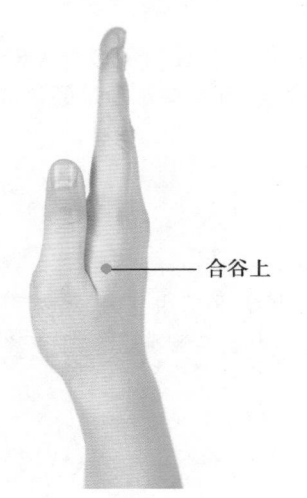

合谷上

合谷上指的是合谷循经(手阳明大肠经)向上,即合谷穴到三间穴之间的位置。

网友反馈

@ 妮 **g:我的神啊,真的好神奇啊,亲爱的张大夫,太爱你了,昨天睡得太沉了,哈。

@ 2** 样:这个真的太灵了。LG 常遇睡眠问题,自从看了张医生的妙招,屡试不爽,我按住他手后数数,最快 30 几秒,顶多 2 ~ 3 分钟,便听其呼声大作。开始他还不相信,现在是乖乖地伸手过来。😄

@ 草 ** 颜:出差晚睡却睡不着,想到老师介绍的方法,按穴位应该是 5 分钟内就没了意识,关键是第二天起来神清气爽,中医真是神奇👍,谢谢老师。

@ i**i:喏,再分享一次,不管是不困还是睡得不深,我自己揉了 2 周很有效,具体多少下不用数,揉得头、上眼皮慢慢变重,然后就不知不觉睡到天亮。

@ 轮 ** 旋:昨天回家试了试,三个孩子,两个一两分钟睡着,一个平时一两个小时才能入睡的半小时呼呼。

感谢!!

@ S**S :以前一直掐了没用。○○○○○○ 今天又仔细看了遍图,是在食指那根骨头上而不是虎口。○○○○○○ 按了 20 下左右。○○○○ 现在哈欠连天啊啊啊,,,,困死了。○○○○○ 本来还想写作业的。○○○○ 😭😭😭

关于妙招传播,很多中医童鞋有误解。我们有十亿人之巨,靠老中医一个一个看,需要 1000 万中医才能服务过来,就现在中医的玩法,个性贵族熊猫化边缘化以至灭绝可期。必须寻找可复制的、稳定的传承新路。借助网络传播简单可靠方法给民众看来可行。

微博语录

中医理念生活是最重要的事。养生才不会看医生，中国人一直把养生贯穿于生活里，我们要传播这个理念才会让更多的人远离医院。一个懂得中医的人是不那么喜欢露脐装喝冰水吹空调的，因为他知道对身体没好处。要懂得100万买宝马不如10元买山药，宝马不会让你身体舒服而山药会。这些理念很重要。

家庭医生计划就是来源于小妙招。藿香正气水退烧如果使用超过20万人，按省下500每次算，节省下1亿元人民币的费用。我们把这种近乎无害易操作的方法传播给大众，是我最开心之事。很多指责我不务正业的同行，你可有在门诊上一年帮助过几万人，微博能帮助10万人，哪种是正业？使用新工具是对中医的发扬光大。

中医启蒙最重要，啥老师带啥道。我喜欢动手验证的学生。文化一点叫知行合一，土一点就是能说能练真把式。

小儿便秘

　　小儿便秘推拿清大肠法,就是单向推沿标线向箭头方向 200 下,便通停止。无副作用。

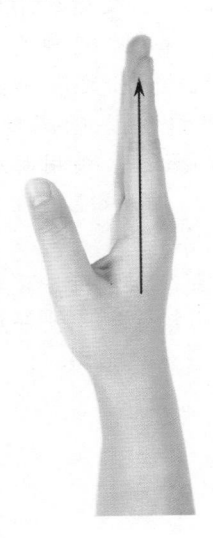

58

@x**m：以前看错图了，只刮食指，一开始100下见效，后来200下，300下才见效，后来基本没效果。最近才知道要从二掌骨根部刮起。啥眼神啊。昨晚和闺女一块儿看电视，她已经3天没大大了，边看边给她刮，十几下，就欠欠屁股，几个小屁溜出来。继续刮，一会儿就去厕所了——后来还打了几个嗝儿。

@黄**后：太管用了。儿子四天没拉。半夜推拿30分钟。早上起来玩儿了半个小时就拉了。总算放心了。

@临**息：我是七个月的孕妇，从上周偶然看到这个办法，开始使用。很灵很灵呀！感谢了！欧也哈哈哈！

@愚**人：代一位肺癌导致便秘患者叩谢@针灸匠张宝旬，该患者已10多天不大便，憋得肚子疼，直叫唤。我今早用了您的《小儿便秘推拿清大肠法》见效后，马上打电话告诉远在百里以外这位农村患者推拿，刚才打电话报喜，便了很多干粪球。

@芝**雅：果然是奇效！老爸年近80，便秘严重，用开塞露、吃香蕉都没用。24小时心电图监测，发现便秘时心脏早搏严重。忽然想起LG从@针灸匠张宝旬微博上转帖的偏方就试试。早上8点多只一只手刮了170下，没想到老爸心脏造影手术完，下午就痛快淋漓地解决了。

@黄**白：这个真心好用。生完bb一周了因为顺产产后排便无力。今天早上搓了300多下。水泡都搓了两个出来。结果从中午到晚上，不停地想上厕所。这个成人轻型便秘好用。

产后瘦身

 妙　招

产后瘦身关键是在生孩子之后,没有血压高问题的马上喝一碗参汤,身体就能在产后瘦回去。马上喝的好处就是有些人当夜就能下床自己去厕所。红参10克熬水放保温杯,手术下来就喝。血压高的不能用此方。

网友反馈

@绿 **1:分享使用心得:产前花20元在中药店买了10克红参,按此方法在产后躺在病床上用吸管喝完(约半保温杯量),从说话都没有力气,一小时后就可以下床小便,自己明显感觉底气强了很多,说话也大声了。验证有效,准妈妈们可以使用。

@毛 **1:邻居今年刚生孩子也吃了,红参在这里的作用是提气,所以产妇不用绑腹带,肚子回收很好。月子根本不躺床,有力气,弄个婴儿也不太会累!

@白**g :// @ 针灸匠张宝旬:回复 @许 **T:佐证 //@许 **T:已经试过了,效果非常好!恢复到没生前一样,姐妹们收起来。

@y**3 :好,闽南人早就有此习惯!

 微博语录

　　一切发生的事就是好的。我慢慢明白了这一点。中医是大智慧不会灭。他的状态是最佳的选择,和智慧的人群有关。我建立熊猫会就是让靠近中医的人得智慧和呵护。收缩起来,信中医得中医福报就好了。天佑中医。

　　礼乐崩而求之于野。很多散落在民间的中医瑰宝,再不收集推广,随着知道这些知识的老人去世,再也没有了。我致力这件事二十年了,民间的往往是世界的。也是妙招一个来源。

卵巢囊肿

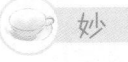 妙 招

艾灸命门治疗卵巢囊肿，效果好。不用挨一刀做手术。

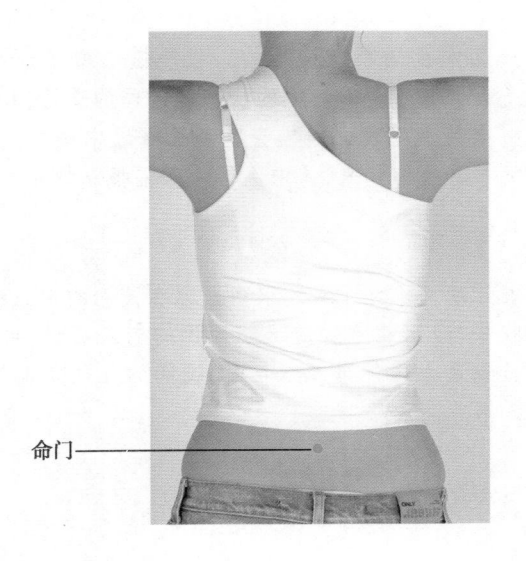

命门————

@悦**8：太神奇了！三年的卵巢囊肿居然不见了。左侧3.2，右侧2.7。用隔姜灸灸命门穴一个月后做B超，神奇消失了！感谢@针灸匠张宝旬老师的小偏方。

　　@七**水：抱着试试看的态度隔姜灸命门穴，有网友坚持一个月卵巢囊肿消了，灸完后腰部周围很舒服。一个小时后每日的静坐冥想居然是汗如雨下。三伏天打坐都没有如此大汗淋漓。两者有关系？@针灸匠张宝旬

　　@晓**葳：回复@c**V：还没复查呢，但至少自我感觉不错，最起码生理期正常些了。

缺乳少乳

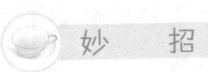

缺乳少乳是让婴儿全家焦虑的事,在现在奶粉这么不靠谱的时代,那就是给孩子断粮了。下边这个穴位,下来手术台就要开掐,有很大好处,晚几天也可以,长掐多掐,乳通也会足,可以尝试。

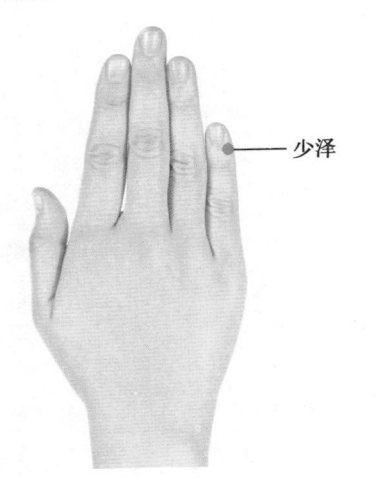

少泽

网友反馈

@ 小 ** 菇 : 实践证明，这个穴位不单是宝宝刚刚出生时候有用，宝宝大了也行。我前段时间突然高烧，只吃了两次药就感觉突然没奶了（开药时特别说明是哺乳期），特别焦虑不安，过了两天时间突然想起您教的这个穴位，当晚马上掐，第二天没事就两手换着掐，再到晚上就有泌乳了，接下来几天时间就恢复到原来的奶量啦。谢谢张老师 (^_^*)

@ 文 ** 馬 : 回复 @t**o : 是啊，在医院护士也教过我。

@ 请 ** 溶 : # 中医 # 这个穴位（小指指甲外缘下部角处）下来手术台就要开掐有很大好处，晚几天也可以，长掐多掐，乳通也会足，可以尝试。

@ 小 **1 : @C**y 试试这个，有用，奶真的会多起来。

痛经一

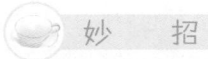

女性痛经问题,有个简单方法,耳朵眼里塞个酒精棉球就可以止痛。如果处理时机正确,五分钟解决问题。药店卖的那种酒精棉球正好,解决不了再吃药。

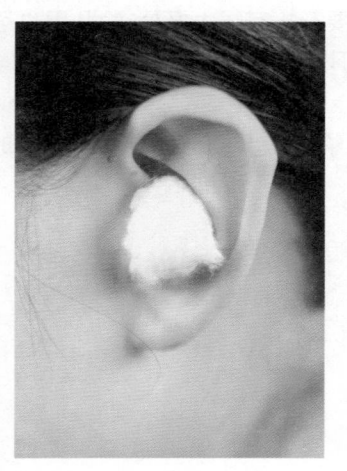

@℃**5:是真的啊,家里没酒精,我是拿白酒弄的。

@**-:！！！苍天！！！！这真的有效！！！虽然没有完全不痛,但是确实缓解了！！！！一个每次都痛经痛得死去活来的我该怎么表达我此刻内心的激动！！！

@ട**曼:我亲身试验过了,刚塞进去的时候耳朵凉凉的,不一会儿就变得热乎乎的了,然后疼痛就慢慢缓解了哦😊,好神奇。

@北**度:我刚刚试了呢,起码缓解了70%,包括小腹的坠胀隐隐的疼痛与腰酸背痛都有很大程度的减轻,很神奇,谢谢您!

@王**雪:牛了,一开始半信半疑,今早疼得不行了,决定试验一下,酒精棉塞进耳朵里,耳朵里开始发热,几分钟过去,确实好了很多,能忍着不哼唧了,真神了。

@迷**水:表扬一下表扬一下,真不错。我是属于痛经特厉害的那种,刚看到的那个月就用上了,当时没什么效果,第二个月抱着死马当活马医的心态继续使用,痛得有点减轻,现在第三个月继续使用,效果明显,就有点疼,忍忍就能过去的那种,相比之前疼得打滚不知道要好多少倍。太谢谢大师了。

痛经二

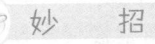

　　痛经除了酒精棉球塞耳朵的简便方法,会艾灸的童鞋可以同时艾灸悬灸这个穴位 5 分钟,配合红糖姜水效果更佳。我在临床上还是要开中药外敷小腹和用药酒塞耳来解决长期效果问题,必要的话喝中药。一般塞耳和艾灸基本解决一般痛经。

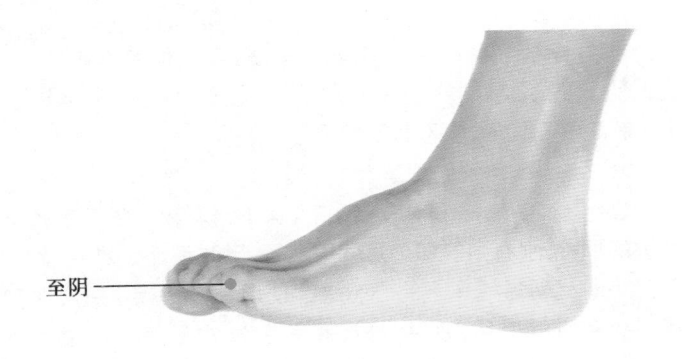

至阴

月经过多

妙 招

　　月经过多或者不停止是个很麻烦的事,可以考虑艾灸隐白穴。当年曾经救过一人。灸了半个小时停止了大出血。

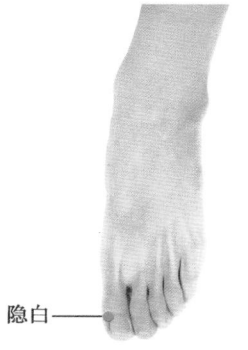

隐白——

网友反馈

　　@p**r:这招很见效,但我一般要两到三天 ok。

经期不准

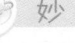
妇科有问题,用牙签刺激图上几个点,每次按压 50 次,微痛为度,坚持半个月有很好的效果,月经推迟效果比较明显。很多盆友问位置,我重新做一个图给大家。

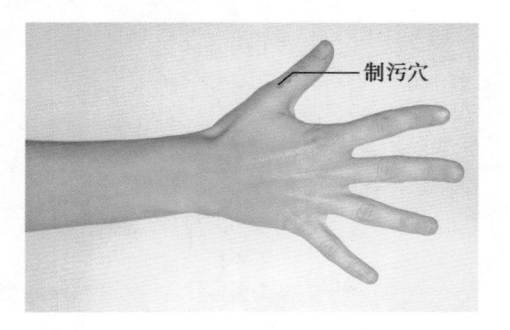

—— 制污穴

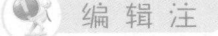 编 辑 注

制污穴为董氏奇穴,位于大拇指背第一节中央线上。

网友反馈

@伊**默:一直以来例假都是推迟的,周期都是35天以上。看了中医,说是气血不足!月初的时候看到这篇微博,就照着图片按了几下,真的只有几下,结果这个月居然提前了,周期变成29天!真是太厉害了!下个月继续按,如果还是有效,一定再来发博感谢!

@端**后:昨天掐了左右手,原想今天再试试看,结果今天就来了,佩服得五体投地,真心想拜师啊!

@我**墙:尼玛,中午按了40分钟不到,午休姨妈就来了。。。中医好神奇,真心赞!

@小**n:按了5天,外加一次艾灸,上厕所发现了姨妈前兆,3个月不见的姨妈君终于要来了

@m**r:延迟两月,服用了许多中药没效果,按了3天就来了。

@风**露:上个月因为培训来例假极其不方便,吃药推迟了月经,这个月一向准时的推迟了四五天。前天看到@针灸匠张宝旬 其他的分享想到这个。没怎么特意按就边散步边揉捏。结果昨天就来了。两天观察都挺好的。放心些了,真怕吃药影响了谢谢@针灸匠张宝旬

牙疼

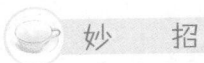

　　牙疼选择劳宫穴最为长效,合谷只有临时疗效。按压、掐,都可以有效。送给牙疼的盆友。

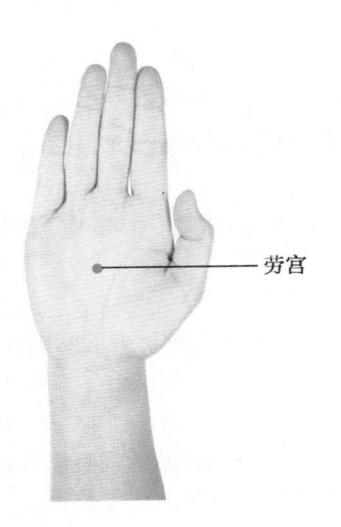

劳宫

网友反馈

@ 虎 **Ⅰ:昨天看到这博就按,按会儿减轻症状,不过过会儿又疼,晚上睡前一直按,早上起床好了。我这牙痛可是跳着疼,要了我的命了。谢谢 @ 针灸匠张宝旬。

@ 禅 ** 水:这个确实管用！前天突然左下边牙疼,午饭也没怎么吃,看到这个,试了下,揉掐都用上！果然晚饭前就好了！神奇！相当神奇！👍👍👍

@ 喜 ** 题:今早亲身体会,上午牙疼到都想趴在地铁里哭。想到这招使劲地按,我按安卓 app 里按的左手,掐了 5 分钟,最最刺痛的感觉没了,但还是疼,可以忍受,再掐了 20 分钟后没啥变化。不过现在到中午基本就不怎么痛了。平常我都要吃止疼片。

@ 窗 ** 恳:真的很管用,揉了劳宫穴没几下,牙龈的大包就消了。

@ 獨 **e:女儿 4 岁多,刚刚牙疼得哭,赶紧起床翻微博,看到这个试了一下,一分钟就不哭了,现在又睡了,真的厉害！👍

@ 寂 ** 林:同事牙疼得冒汗,水都不敢喝,她让我揉揉,给她按摩了劳宫穴。按得我有点手抖了,她喝了点水,不疼了。推荐～！

急性胃痛

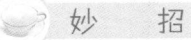
妙　　招

　　急性胃痛在肘窝刮痧止痛很快,如果能在下点放出几滴血,效果就是秒杀了。

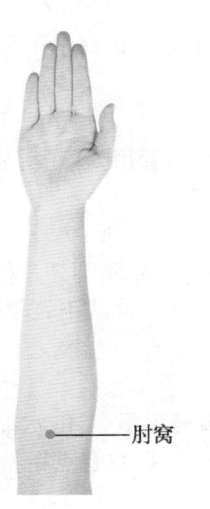

肘窝

网友反馈

@_** 薰：上次跟朋友吃烤鸭，她习惯性胃疼，想起这个法子，给她拿鸭皮擦了点油，拿张信用卡挂了两边胳膊，立马不疼了，出了好多黑紫色的痧……旁边两桌看呆了。

@ 快 ** 吧：有次胃痛，在外没工具，就另一只手的大鱼际肌肉位置从上到下搓肘窝，搓出痧来，胃痛渐渐消退。

@ 小 ** 斑：分享给朋友们，太管用了，昨晚胃疼得睡不着，用刮痧板刮两胳膊各 500 下，胃疼逐渐减轻，直到不疼。

@ 两 **7：这两日小小女子胃不舒服，医院给开了黄连素，吃了两天，不大见好。刚才，小小女子胃痛到蹲在地上起不来，学张医生的法子，用牛角梳刮了肘中，刮了五十几下时疼痛有好转，刮到八十几下时胃已不大痛了。多谢张医生的方法。

@ 一 **2：正好胃痛，自己不敢放血，立马试了试刮痧，的确好多👍太神奇了

@白 **康：胃疼了一天，正纠结着要不要吃药或去医院，突然想起貌似有这么个方法可以缓解，试了，效果超显著，只是还不太敢吃东西，强烈推荐。

胃胀

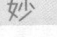 妙　招

胃胀刮痧肘中，方向向下，100下。

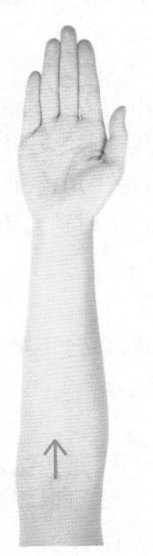

网友反馈

@ 老 ** 柔:昨晚晚饭后突然胃胀气,祖传橄榄 sum 都救不了我,觉得胃里翻江倒海的,直接站厕所里等吐了!突然想起这方法,用牛角梳背刮肘,才刮了五下吧,猛打嗝!气全放出来了!舒服晒!!

@ 丫 ** 冯:连续两天胃胀不消化,吃神马都在胃里膨在气球上的感觉,想打嗝打不出,顶着都要吐了,晚上吃的比萨又怕难受,饭后赶紧推了推,就边看电视边"糊掳"了百十来下,不算刮痧吧,这又排气又打嗝的……神了

@ 佛 ** 在:前几日吃多撑着了,胃胀得难受,喝山楂水服保济丸都没啥效果,想起张老师您说过的这穴位,刮痧了一会,胃立马就不难受了,后来几小时后再巩固一次,就好了,真是神奇!

@ 票 ** 喵:七岁儿子刚哭醒,咳嗽欲呕,胃里气涌又吐不出来。胳膊肘掐痧,嫌疼不肯。后涂橄榄油用指节刮了几十下,他连连打了好几个嗝,说舒服多了,才能睡下。

@ 读 ** 乐:我刚试了,很有用啊。上下通气。很快就好了。肚子舒服多了。

@墨**子：哈哈，张医师，您的又一实用偏方在俺身上验证了。胃胀，俺的顽疾。前几天稍微胃胀，不轻不重地用拇指关节刮了几下，没什么感觉，放弃了。昨晚实在胀得厉害，用力刮到发红，也没数，又排气又打嗝的……多谢哈。

　　@野**王：在伊斯兰堡通过互联网接受宝旬大夫的恩泽，同事胃胀不舒服，依此方法很快就解决了。无量寿福！

 微博语录

　　生活中中医元素处处皆是，不被我们所知而已。古代佛香是中药做的，对咳嗽咽痛甚至心脏病有效果，所以当时那个时代拜佛有"打吊瓶"的效果。淋雨喝姜汤，下水喝点酒。吃虾用姜末，纯粹因为姜能解鱼虾中毒。还有打太极拳，全是医疗保健目的。

中医威力有多大？藿香正气水省了多少吊瓶钱？估计有百万了吧，这种医学，有些人不会爽的。但是作为百姓的我，实在是喜欢。有一年从梯子上摔下来，抬回家用草药敷了一身，第二天就活了。当年做穷中医实在是怕去医院花钱啊，一通CT住院下来，下半年估计要喝西北风了，喝风都得省着喝。中医太有用了。

我个人喜欢中医是骨子里。好玩莫过中医，手到病除的魔术师感觉是最大回报。人体这个奇妙的结构，治疗中下一秒发生什么你永远不知道。有一次我给自己针灸用手法，黑眼圈迅速消退一个，然后下个眼再也做不出来了。只好带着一个黑眼圈上班去了。

昨天和一个做宝马生意的朋友谈车，他说买宝马便宜，后边的售后维护可不一定吃得消。很脑贱的想起了西药便宜但是终身服用......纯属瞎想，如有雷同，定属巧合，请勿对号入座。

饭后腹胀

 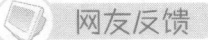

妙　招

　　吃多了腹胀,可以用牙刷沾点盐刷刷牙龈。古书上说"如汤泼雪",效果很好。牙龈属肾经。肾为胃关,这是《内经》讲的。古代人的生活方式很多值得我们学习。

　　网友反馈

　　@ s** 路:奶奶一辈子都是用盐刷牙的～并且几乎全素生活,快80了,健康依旧。

我为什么宣扬中医大众化？切肤之痛。亲人去世的时候我没有本事，明知中医能治又不知神医在何处。现在能医而亲不在了。多少病人天天听神中医，而不知该找谁？从将心比心这个角度，全都懂中医才好呢。中医很高深，但不是不能学，给后学迅速进入的路径还是很重要的工作。

有人问我为什么有那么多妙招。这要感激多少年来在基层采风的经历。中医深埋民间已经很久了，我像是从土中把它挖出来，然后用我的努力，一点一点复原原状。很感激那时候的自己，没有钱没有希望但是就是喜欢中医，听说谁有一点东西就会跑过去。

关于医德。我有不同的看法，医生就是要对病人好一点啊，都是人不是神，如果你不对人家好一点，人家凭什么要原谅你工作中的失误。对病人好就是保护医生自己。我很多次都是病人支持我渡过难关，印象深刻。相对的病人好，医生也愿意舍身相助，不顾失败与名声。

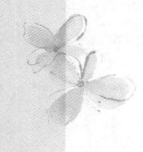

咽痛

咽痛按压此处,同时做吞咽活动会减轻。早期治疗会好。

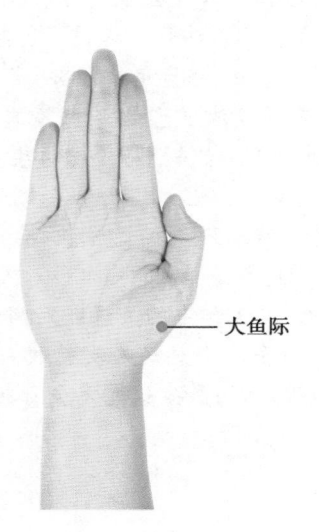

—— 大鱼际

 网友反馈

@潘**喵:今天早上喉咙痛加剧,下午断断续续地按了一下,到现在已经基本不怎么痛了,真是神奇!

@Q**i:超级管用,我咽痛了两天,突然看到这条微博,中午睡觉的时候按了五分钟,现在完全不痛了。

@雅**菇:我刚刚试过了,本来热气喉咙痛,按住穴位伴随吞咽动作一分钟,喉咙真的不痛了,神!!

@狐**鱼:我同事因受凉嗓子疼了两天,今天试用此法,一分钟不到就缓解了症状,让她两手腕各按5分钟,就基本不疼了👍

@绿**娆:晚上喉咙有点痛痛的,按照此法试了一下,立刻见效!中医博大精深呀!👍

@V**馨:昨天吃瓜子吃得嗓子有点疼,刚才看见这个试了试,真的不疼了!为啥这么神奇感觉……

@c**s:开了30分钟班会,喉咙就遭不住了。。。刚好看到微博,按了一分钟,喉咙立马ok了,哇!好给力~推荐给大家哦🐼🐼🐼!谢谢张老师😫

@a**g:刚好咽喉涩,试了下,还真一秒钟见效!放开又涩,于是我按,我放,我再按,我再放 Bm 这个微博好多管用的小招式,推荐大家学学哈😁。

感冒头痛

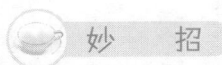

妙　　招

　　感冒头痛可以在太阳穴揪痧迅速缓解疼痛。出于形象可以把局部揪红而不出痧，多做几次也会有很好的效果。不必强出痧。由轻到重，头痛时容易出痧，开始揪的时候一定小心，皮肤发红就有效。

网友反馈

　　@有**子：头疼得厉害，翻来覆去痛得睡不着，想起关注了，过来翻帖子找方法，刮一下头疼真的消停了，太神了，现在太阳穴热热的，总算可以睡了。

　　@恬**六：这个我也要佐证，半个月前左右因为熬夜后又受风各种压力大，头痛难忍得很，以往都是舍友给我用毛巾勒头（我也不知道什么原理，总之会好很多，但是这次都没有用），情急之下想起老师的办法，抓拿得太阳穴都红彤彤的,渐渐就能入睡了。勒中指止鼻血的方法也相当有用,中医,赞!

@ 碧 ** 下:真是太神奇了,从昨天下午偏头疼到现在,熬得实在没有办法,正准备吃止痛片,这会突然看见这一条,立刻照做,揪两边的太阳穴,天呢,不到 5 分钟,立刻就不疼了。太神奇了! 我照了一下镜子,太阳穴好像还没怎么发红就不疼了。上次是藿香正气水治发烧,这次,再次感谢张医生!

@ 熙 ** 葵:虽然对中医持有一定的怀疑态度,这几天跨年的重感冒导致撕裂样头痛,亲身验证太阳穴揪痧是很有效的。想起去年在教室里用这个办法治我头痛的南瓜,亲爱的我等你解放。@ 糖 ** 录

@ 安 ** 玛 V:谢谢老师! 人在丽江,刚好晨起突然偏头痛,疑有点高反,受了点风寒。遂揪左侧太阳穴,数十下后,头痛明显缓解。

偏头痛

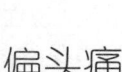

偏头痛可以按摩此处。部分头痛可以立止。这是郭效宗老中医的方子,王文德老师介绍的,感恩二位老师。我自己的办法是白萝卜绞汁棉棒沾汁塞鼻孔,止疼有效。

手三里 ————

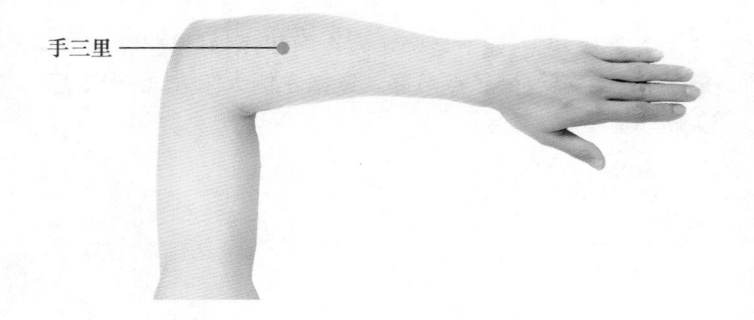

网友反馈

@ 不 ** 爱：上周末在家头痛欲裂，感觉脑浆都快喷出来一样的疼，平时吃一颗芬必得或者小睡一觉就能缓解，那天什么都不起作用，疼到最后把胃里的东西都吐出来了，感觉脑袋里一跳一跳的，搜了老师的方子，正好家里有白萝卜，马上榨汁试用，简直是神了，2 分钟后就不疼了，脑袋里的神经也不跳了，真是救命的好方子啊。

@ 不 ** 爱：回复 @ 我 **〇：是生的，辣的感觉是有，但是忍个两三分钟就适应了，辣的感觉也比头痛的感觉好点吧。// 我 **〇：回复 @ 不 ** 爱：请问白萝卜汁是生的吗？我妈妈试了说辣鼻腔哎。

@ 三 ** 桃：老师，兴奋地来报告，因为晚上照顾闹夜的宝宝，今天头疼得不行，还泛恶心，想起您介绍的这个方法，拿刮痧板试了起来，没刮到 5 分钟，感觉头就不疼了，然后两个胳膊都再接再厉，巩固，然后到现在头都没有疼，连恶心的感觉也没了，谢谢您，赶紧上网来汇报，希望更多头容易疼的人能看到并用到。

@ 柒 ** 九：这个真的挺神的，最近帮两位同事按了后，头痛真的立止啊！！！原本我也只是试试，不错哦，赞！

@ 菲 ** 上：昨晚又突然头痛，上次痛得血压升高加呕吐以至于去了医院，想起这个方子，却连拿手机的力气都没有，隐约记得这个位置，按下去好痛，忍住再按！没一会儿工夫，头就不痛了，神奇啊！！

@ |** 扬：我今天忽然莫名偏头痛，看到这条，就开始试验，左臂没感觉，右臂这个位置一碰很酸痛！于是就猛敲这个位置。果然很快不疼了。

腰痛

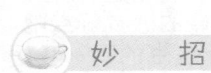

腰痛疼痛时按摩手穴腰痛点很有效,按摩区域如下。实在腰痛不能动,就使劲哭,大量泪出会治疗腰痛,具体原因不明,我有多个哭好的病案。做没办法的办法备用。

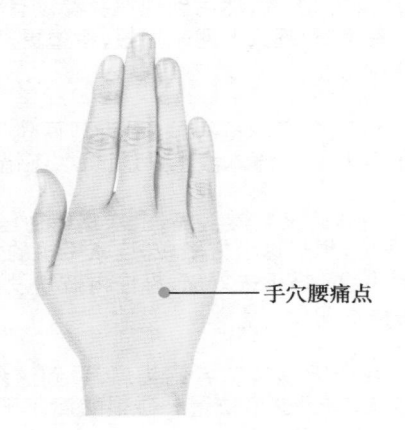

手穴腰痛点

网友反馈

@苍**狼:今天碰到个急性腰扭伤,一进针得气,病人惊呼有股气传到腰部,之后腰部活动自如!!病人觉得太不可思议了!!谢谢张老师!! @针灸匠张宝旬

@我**爱:@针灸匠张宝旬 昨晚开始左腰后方皮肉肿痛,今早按了右手这个穴位,立马觉得浑身发热,痛感减轻好多,感谢!

@粥**妹:有用,昨天晚上腰疼,按了这个穴位。太有用了。

@安**⅛:疗效反馈:这两天自己带孩子,疯得很,今天早上腰疼得厉害,搓揉三分钟即有减轻,五分钟后不疼了,神奇!可惜太过用力,破皮了。

@恬**猪:记得 @徐文兵 老师也说过腰疼拿盐水放眼内眦,然后就会流眼泪,眼泪流完了,腰就不疼了。

@老**的:【心理学角度解释】通常腰痛会被解释为背负了不该承担的或超负荷的责任,因心理能量会导致对应部位的肌肉长期紧张、僵硬、痉挛。比如男人 ED 90% 都与生理无关,而与心理状态有关。示弱才有可能接受、放下、释放,大哭一场等于宣泄、排毒,可以疗愈很多病痛。

胆囊痛

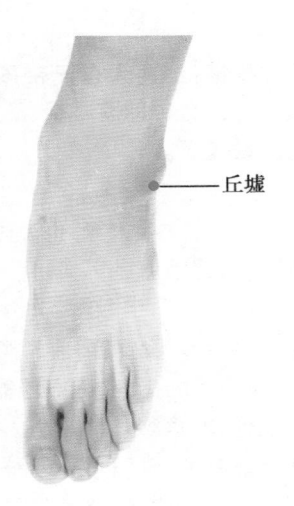

妙　招

　　胆囊疼痛按压此处（丘墟）可以止疼。这个地方不要受伤，伤了此处内脏会伤。

丘墟

网友反馈

@桔**桔：慢性胆囊炎发作，吃了消炎利胆药但效果没那么快，疼的时候想起这个方法，摸索试了一下有效，可以止住大部分疼痛。上来感谢一下。

 微博语录

刚到北京，自己写医生介绍还写自己硕士毕业。后来看病时候才发现，来看病的盆友硕士是基本学历。博士一大把，自己纯属土鳖了。反倒是来自江湖，祖传中医让人肃然起敬。我这费了大劲学的硕士就是一鸡肋。不过还是感激硕士期间把图书馆的书看了个底朝天。看了十几年病，不懂的问题太多了。

我善治……刚近视。其他近视程度是有治愈率。不是个个都会治好。千万期望值不要太大地跑到北京来，我最怕的是病人失望离开的背影，这种挫折感看一年的新闻联播都缓不过来。

胆囊炎

妙　招

胆囊炎止疼用四白。

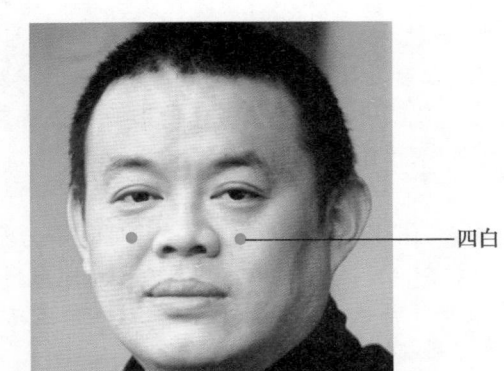

四白

@ 打 **g：昨晚受了凉，今早起来胃疼了起来，因为以前胆结石疼过，胆区没反应，胃部涨痛得难受，弯腰直不起身子，刮了手肘也不见好，确定应该就是胆结石疼了，就开始按揉四白穴，一会儿就困得不行，也不知道是什么原因，趴了一会儿，醒来后胃区痛感大好了 ~~ 张医生，有治胃痉挛的特效穴位吗？

 微博语录

　　关于雾霾，我第一个想法就是古书里说的云贵瘴气。现在南北天气有点掉了个。就更支持了。古代京城到云贵做官的官员，都要灸足三里化脓才动身，为保到云贵地健康的生活。化脓灸就不必了，按压或者艾灸足三里是非常有意义的保健。

足跟痛一

妙　招

　　足跟痛的特效按摩点,经常按摩3分钟,可以缓解足跟痛。足跟痛早期可以治愈。足跟痛时在标记处找最痛点按摩,用牙签压迫效果更快。

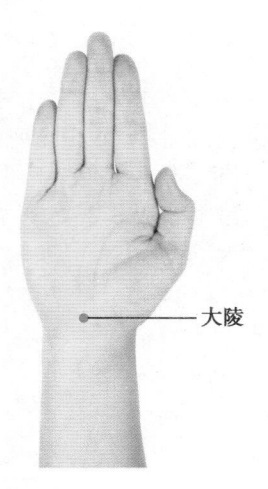

大陵

网友反馈

@ C**n：太神奇了！今儿穿高跟鞋正足跟隐隐酸痛，按这个穴位有明显缓解也！按左手左脚足弓靠近大踇趾方向一跳一跳的，按右手则脚弓对应处有相同反应！谢谢分享

@ i** 妹：【足跟疼救星】足跟疼了有半年了，走路多了站着都疼，一直也没时间去看。宝旬大夫真是贴心哪，就出了这神方，办公室没有牙签，就用木勺子的柄头找到了最疼点，点上足跟就有感觉，剧痛啊！立马见效！

@ S** 姐：脚后跟正疼呢！太及时了！而且真的管用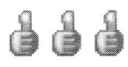

@ 伊 ** 远：天啊，真的有效！！足痛没有完全消失，但是马上明显缓解！！神奇的中医啊！

@ 变 ** 英：刚试了下，果然管用啊，足跟先发麻然后发热，真的就不疼了！

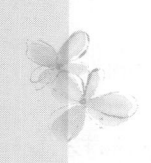

足跟痛二

 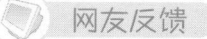
脚跟痛,从下向上地艾灸痛点有很好的效果。部分可以治愈,可以尝试。缺点是必须艾灸 1 周以上,每次至少 30 分钟。

网友反馈

@ 初 **g:我好像就灸了两次,现在没感觉痛了。

@ l**7:超级神奇啊！老妈脚后跟痛了半年,医生诊断是骨刺,用这个办法艾灸了一个月,现在走路不痛了。👍

回京第一件事，屋里焚香。天干物燥，暖冬容易流感，中药香粉净化空气。古人称避秽驱邪，还是针对病毒细菌。和西方熏精油一回事。古人也是很潮的。

君子爱才，取之有道。靠中医本事挣钱没有错。我去年在一个内部班上说将来我和同道比的是学生，我的学生希望都是有真本事，到随便一个国家都能平地扣金合法符合道德的做让整个家庭生活体面的人。就是我的学生。比别人的学生有钱，我就这一个目标。有真本事就不会没钱。

美容有个简单办法，就是煮熟鸡蛋热熨肚脐十分钟，刺激量鸡蛋微热为度。能排毒美容。用完的鸡蛋是这个样子，不能吃了，要扔掉，切记。而且是煮鸡蛋不是茶鸡蛋。茶鸡蛋太贵用不起。

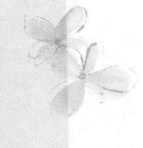

肩周炎

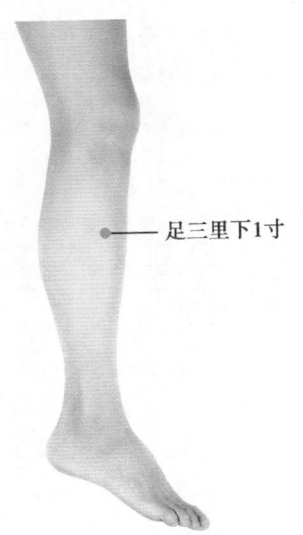

妙　招

　　肩周炎按摩足三里下 1 寸左右,疼点就是按摩区。边按摩边活动肩周,会有不可思议的效果。

足三里下1寸

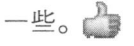 网友反馈

@ 姗 ** 光:找了找,的确有硬块,但位置比图更低一些,按压有痛感。这两天针刺加按摩后,肩周木木的感觉缓解了一些。👍

@ 潇 ** 枫:果然不可思议!昨晨起发现肩膀疼,左肩尤为严重,胳膊稍抬都酸疼不已,昨晚找到方子,按着右足三里活动左胳膊,只几分钟的事,一天都酸疼抬不起来的胳膊可以抬起来啦!痛感也基本消失。今天完全不疼了,左右胳膊任何方向转动都不觉痛,完全没事了,太神奇了!今天跟朋友说起,她竟然说我是巫医不相信😲

@ v**e:今天艾灸这里,肩周炎确实缓解很多,有效。

 微博语录

当年考中医研究生多次没过,因为英语。好歹考医古文靠谱些吧。现在我的外国病人拼命想用汉语表达清楚,我看病,他得病,沟通明白是他要着急的事。

痔疮

 妙 招

　　痔疮用白萝卜熬水后外洗，效果很好。我有个病人用这个办法洗竟治愈。肺与大肠相表里，萝卜是肺药，真是有道理。安全不花钱，痔疮盆友可以试试，控制症状很快的。

 网友反馈

　　@紫**0：老师，我来验方啦，一周前犯痔疮，便血，晚上用白萝卜煮水20分钟，待水变温后清洗加坐浴，清洗时有血排出，第二天排便还是有鲜血，继续用白萝卜煮水清洗坐浴，同时生吃萝卜，第三天便血消失，而且便秘也没有了，现在已经正常一周，谢谢老师的分享 @针灸匠张宝旬

　　@常**儿：回复 @w**8：这是痔疮和麦粒肿的：痔疮

发病时用白萝卜煮水洗患处上厕所就洗,我妈试了两次就有效果了。另一个是在拇指指甲上用刀划个十字号,第二天就好了。

　　@暖**界:爸爸前两天外痔发作,白萝卜水洗了两天就消肿了,太好了。

　　@罗**葵:验方的来了! 其实我早该按照老师的方法每天洗洗! 可是人总是有惰性! 这次犯痔疮,用白萝卜水洗了两天,基本不疼了,肿块也基本消失! 这回我一定坚持,希望可以治愈! 到时我再来报告啊!

　　@笨**7:再次来反馈家人用白萝卜煮水治痔疮效果真得很好👍 感谢@针灸匠张宝旬🔽

烧伤烫伤

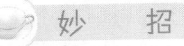

妙 招

　烧伤烫伤第一时间把白糖加水湿敷到创面上,立即止痛修复。家居必备技术。创口不破都能用。

 网友反馈

　@ 小 ** 新:被烫了,痛得想哭 想到了张宝旬妙招教的涂白糖,立马涂了,果真三分钟之后就没啥痛感了,@ 针灸匠张宝旬 五分钟后貌似一点都不痛了

　@ 炜 ** 话:我大姐小时候不小心整只手压进油锅,妈妈用白糖倒在创面上,不仅止痛,好后了无痕迹。

　@ 藏 ** 花:我小侄女前些天晚上手指被烫了,当时是已经起疱了。我也给她把手指弄湿沾白糖,立即止痛,之后小姑娘把手指上的白糖给慢慢吃了。次日清晨起床看时,疱已

经没有了,好啦!真神奇!谢谢 @ 针灸匠张宝旬 张老师的妙招!

@丫 ** 熊:今天被烤网烫手指了,果断白糖加水攥了一会,晚上又给娃洗衣服又洗袜子,不看微博都忘记自己挨烫了。

@m ** j:亲身体验!一碗热粥泼在了朋友爸爸手上,无奈家中没有白糖,只能红糖上场,真的完全没起疱!!!多谢 @ 针灸匠张宝旬 的无私分享!

@定 ** 请:确实有效,等找到白糖的时候已经起疱了,和水敷上去结成糖块,疼了一会就不疼了,过了几个钟洗掉,现在只是一个白色的疱在那,去碰压也不会有一点痛了。

@莽 ** 人:中午做红烧肉被溅出的油烫了,疼了一会儿想起来此法,果然有效,不到 20 分钟即不疼。

过敏

............................o

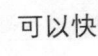 **妙　招**

　　过敏的童鞋,可以考虑在肚脐上拔一罐,效果超级好。可以快速脱敏。

 网友反馈

　　@班 ** 措:@洛 ** 怡 ,我这两天用真空罐试了试,不知道是不是精神作用,我的过敏性鼻炎真的好太多了。

过敏性鼻炎

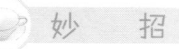

妙　招

过敏性鼻炎,艾灸大椎穴会有很好的缓解效果,坚持 1 个月艾灸会有部分治愈效果。

网友反馈

@ 江 ** 利:很有效!我儿子 13 岁,患过敏性鼻炎,我到美国、香港、国内看遍了,均无效,现用艾灸治疗 3 天,早上看他的床头没有纸团了!感谢并希望能看到更多的应用。

@ 火 ** x:确实有效,但是对于幼儿来说,操作起来有一定的麻烦,一则因为孩子小,易动,容易烫着;二则孩子长时间坐不住。于是买了随身灸,给孩子挂在脖子上,要是孩子自己觉得烫得受不了了就自己摘下来,嘿,方便不说,而且因为受热面积大,不用担心认不准大椎这个位置。大家可以试试!

过敏性咳嗽

　　过敏性咳嗽在不合适的时候令人尴尬,我有个应急的穴位对付这种情况,很多我的学生见过我上课时突然干咳,讲课不能维系,处理一下这个穴位当时就好了,我用针,按摩一样有效。写出来给同样受此困扰的盆友。各种咳嗽都有临时止咳效果。

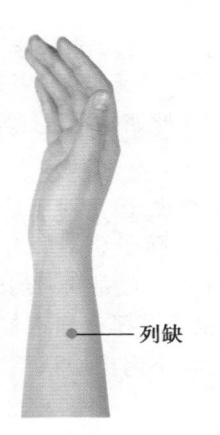

列缺

网友反馈

@ 寂 ** 林：上周六感冒，这一周至少有三次剧烈的干咳，反正就咳起来会控制不住地连续咳嗽。都是按摩此穴位止咳的。

@ 西 ** a：经过一晚的检验，证明这个穴位不光有临时止咳功效，昨天中午还咳得跟个肺痨似的，现在我已经是个好人啦，哈哈😄。

@ 蓝 ** 榄：菜心肺炎，在医院晚上不停咳，咳得无法入睡。依法按了一会，真的不咳了，一会儿就睡了

@ 木 ** 读：一看到这个微薄马上帮感冒咳嗽的女儿按，按没三分钟就睡着了。可能本来就很困，一按嗓子舒服了就能睡了😴

@ 他 ** 爱：每次咳得只能坐着睡一会的人表示这个穴位真的有效。

@ 欣 ** 撰：前天上课同学咳得泪流满面，老师也无法继续上课。一同学过去给她在这个位置扎上一针，这才太平了一天。

腹泻一

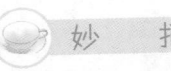
妙　招

　　腹泻最主要的穴位是天枢，刮痧或者针刺很有用。这是当年我接触针灸第一穴位。20 年前自己腹泻针刺后，腹泻迅速停止，使我对针灸产生了极大的兴趣。

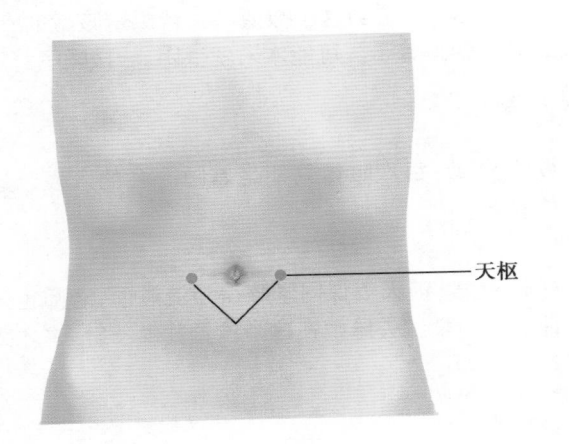

天枢

网友反馈

@恬**S：清晨五点多闹肚子，问题不大，没当回事儿~中午出去吃饭，席间腹泻不止~立即回家，按宝旬老师@针灸匠张宝旬 课上传授的方法照着天枢上一针，遂愈~感恩~

微博语录

西医的文化就是惯着你，直到越来越依赖他，中医很多时候解决了就不需要中医了。我们用所谓的科技把自己关进了牢笼。举个例子，谁还能记住十个手机号？古代读书人没有钱就在书店几天把书背下来的。科技越发达，人类本身能力越弱。这就是两个文明区别，一个向外一个向内。

腹泻二

 妙　招

吃得不卫生,造成的腹泻肚子疼,我强烈推荐藿香正气水。

网友反馈

@自**居:真正神效! 昨天打球受了暑气,回来吃了一点西瓜,十分钟后就狂拉肚子,还有点头重,想吐。喝下一支藿香正气水,感觉整个腹腔火辣,腹泻立止,神清气顺。夏日炎炎,家中常备!

@余**e:昨天晚上开始胃痛上吐下泻早上起来量体温 39 度,飘着去到公司,后来实在扛不住就去社区医院了,医生非要我打针,关键时刻想起@针灸匠张宝旬,最后针也没打药也没吃,只去药店买了 4.5 元的藿香正气水,回家滴在肚脐上睡一觉,出完汗就神奇般好了! 现在又是一条好汉。

@挪**o：上次旅游，吃得不干净，肚子痛。晚上喝了2支正气液，第二天就好了。

@距**间：我本次徒步雅江大峡谷时带的唯一药品，强推荐，从感冒到腹泻～～～各种～～～

@蛋**活：我家毛驴现在只要发热，无论高低，无论病因，都是藿香正气水敷肚脐。起效是慢，但是24小时结束战斗，不反复！去大马，包里装了6支水，1管佑三（编辑注：王佑三复方樟脑软膏），1个刮痧板，2根艾条！最后6支水全部被老人消灭，用于发烧，腹泻！其余的，原封不动背回来了！出门的朋友，强烈推荐！

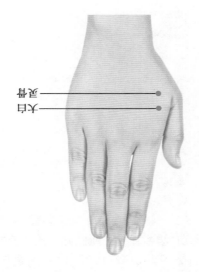

前谷

大骨

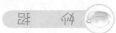

坚持内关按摩，可以迅速缓正患者天天一样的快速健康。

按 摩

缓解

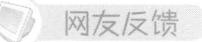 网友反馈

@叶**苍：刚刚肚肚好好痛,按了过后真的有好转,还是有丢丢痛。

@宝**○:肚子今天有点不舒服,拉了2次稀便便,刚好看到试了一下:由内而外地舒服,肚子没有灼烧感了,一下子松了好多

@用**方:我正在肚子痛看到这条微博一按立马好了!!!!!!!

打嗝

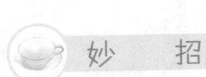
　　打嗝很讨厌,尤其手术后打嗝牵连刀口疼。按摩此处立即制止打嗝。搞不定取纸条刺激鼻孔打喷嚏一定搞定。打嗝为肝木病,用肺经或者取嚏取金克木本意。

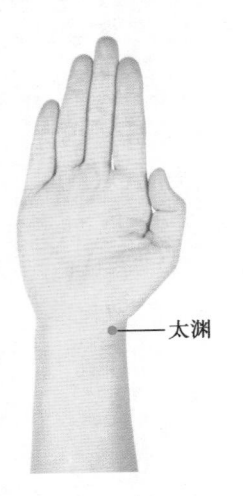

太渊

网友反馈

@车**香:今天老公突然不停地打嗝,我赶紧让他按压手腕上的那个点,打嗝立刻止住。速度之快,童话都不敢这么写。

@麝**猫:刚才打嗝打得我直冒汗,赶紧上来找师父的微博.过了五分钟吧,现在好了,谢谢师父!

@农**园:@针灸匠张宝旬　不知道吃了什么还是喝了什么,打嗝打得我头都是疼的,胃里也不爽,赶快找你的微博,马上停止。30秒的时间,这是一个神奇的事情。

@黄**i:不得不说真的很有效,最近总打嗝,一按就停!惊叹!宝宝打嗝真的超痛苦,妈妈们必须懂啊!

@请**溶:刚刚吃了辣的东西,一下子辣到了,打起来没完,开始按了这儿,不管用,喝水,还不成,太难受了,我就又试,结果,成了~~不打嗝了~~真好~~

@幸**轮:我朋友打嗝了10几分钟,碰到我,我跟他说按这个位置试试看(我自己还没试验过),按几分钟,他说要按这么久啊,说着就按了,没想到几秒钟就好了!

@滴**og:上周某晚打嗝不断,各种方法都没管用,后查书按此穴,马上就好了。真是立竿见影。

戒烟

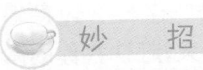

　　隆重推出戒烟穴,如图,食指尖下就是。能缓解烟瘾,改变烟口味,烟瘾来时掐掐,有暂时缓解效果。适合不抽烟场合,这个比我家传秘方戒烟糖差很多,但是这个免费不花钱。

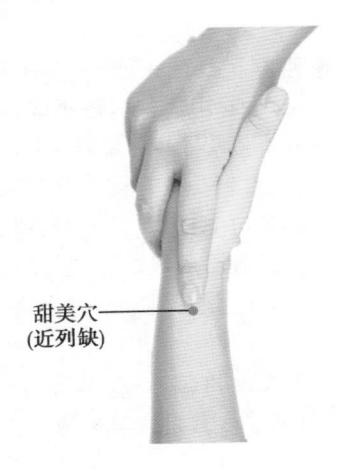

甜美穴——
(近列缺)

网友反馈

@ 莎 ** p:这个有效,我几年前亲自给人试过,不过不是按摩,是调药来贴敷。

@ 困 ** 鱼:列缺确实能起到缓解烟瘾的效果,戒烟还是要靠自己的意志力。

@ 披 ** 明:这个方法 CCTV 健康之路专家介绍过,两手虎口交叉,中指摸到手腕处有一缺口就是了。可以百度一下,列缺穴。

@ 针灸匠张宝旬:回复 @ 扶 **n:正解 //@ 扶 **n:甜美穴,这个手指下应该是列缺吧,应该在列缺与阳溪之间,按之口中有甜丝丝的赶脚。

迎风流泪或眼干

 妙　招

　　眼干涩或见风流泪,如图,离腕横纹两三指,对流泪症状能迅速见效,对干涩症状要多按摩一会。此法对纠正眼功能失调,也有显著效果。

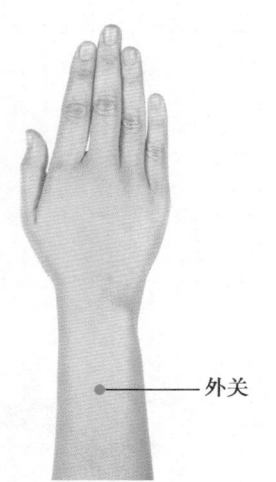

外关

网友反馈

　　@火**勇:这个地方是挺灵的,上次载老张跑长途,时间长了眼睛干涩,他顺手一扎,立竿见影,大约几秒钟的事情。不要老认为中医很慢,这个东西和鼻子被打一拳眼睛却马上出眼泪是一个速度。

　　@了**_:亲测有效,立竿见影!

　　@诘**r:刚刚眼睛涩,一直流眼泪,尝试了一下,立马就好了,现在打算一键重启睡觉去。

　　@车**杉:刚刚眼睛涩。立马用到,3秒见效。

　　@知**耘:出了奇了! 真的3秒见效～神医啊!!

　　@非**头:这个真是有效果,最近老是干涩,经常揉,担心揉出问题,就改滴润眼的药物,现在发现这个方式比润眼药物更方便! 谢谢。

　　@羅**凉:哇,刚刚按了一下,眼睛立马有眼泪的感觉。

流鼻血

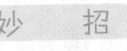

　　流鼻血用细绳扎住中指下部可以迅速止血，很有效果，这是武当道家方法，简单但是理论高深莫测。

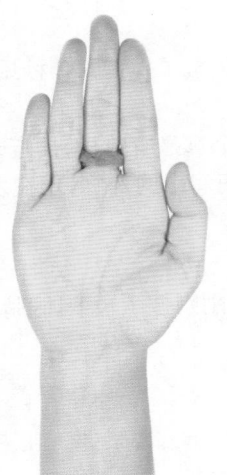

网友反馈

@ 菜 ** 奶：外甥女经常流鼻血，我把这招交给我姐，非常好用，一绑即止。我姐告诉幼儿园老师说，如果她女儿在幼儿园流鼻血就用这招，后来幼儿园老师说太有效了，幼儿园经常有小朋友流鼻血，都是用这招搞定的。👍 中医伟大！

@ 麦 ** 妈：亲身经历，前天在高铁上突然流鼻血，马上找橡皮筋捆住中指。由于记不清该捆哪只手我干脆两个中指一起捆了。五分钟不到流血就止住了。

@ 兰 ** 博：前几天出去吃饭，看到邻桌有人流鼻血，告知这个办法。没有绳，那个 MM 的老公用手按紧，也是马上止血了。

@ 数 ** 猫：刚才我一个怀孕的同事右鼻孔不明状态出血，我用挂工作证的绳子绑她左手中指。一分钟不到，就不出血了。

@ 朱 ** 泥：晚闺女受凉流涕，用正气水敷脐入睡。半夜，不曾想老爹鼻出血发作（大量流出，不是普通方法能止住的那种，老人曾为止血住过院），拿皮筋绑了中指，并让他把手高举过头。赶往医院途中，说好像没流那么凶了，到急诊，医生说完全没有出血了，不必处理，回家观察即可！特此感谢。

@ 南 ** 乐：有效啊。大清早的洗个脸出鼻血，搞得跟恐怖片似的，一片血，试了一下果然止住了。

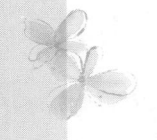

蚊虫叮咬瘙痒

 妙　　招

　　蚊子咬了，用艾灸灸到皮肤稍痛一会就好。没有艾条用香烟可以取代。热度要皮肤稍烫才行。有一年去山上采药，咬得太多都恶心了，用艾条灸 10 分钟就都不痒了。香烟我也代用过，稍差，也能用。

📖 网友反馈

　　@ 幸 ** i：刚刚验证完毕，儿子的四个大蚊子包全部变成小红点，不痒了！谢谢老师！

　　@ 人 ** 宫：试过皮炎、湿疹，非常有效！那天女儿脖子下面红了且痒，也试着灸了一下，一样好用！

　　@ 胡 ** 所：刚用香烟试了下，距离皮肤一公分左右，数秒止痒。

@桐**忆:@香**1:绝对是有奇效的,现在孩儿一被蚊子咬疙瘩,主动要求艾灸！！

@4**n:这个我试过,前段时间给蚊子咬了两个超级大的包,试了很多方法都好不了,痒得不行,后来也是烧的艾草熏了下就好了。

@小**窝:偶妈妈被院里的大蚊子咬了几个大包,疼痒,用此法立见效！她不会发围脖,特让我来此感谢！妙手仁心！👏

耳鸣

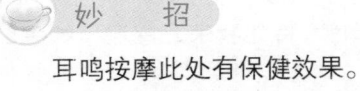

妙 招

耳鸣按摩此处有保健效果。

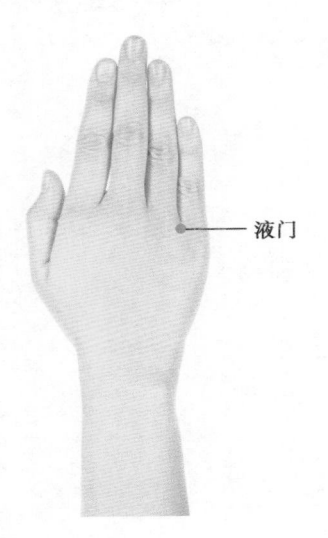

液门

@花**8：耳鸣了一天，下班了重新翻遍老师的微博，终于找到这条，按了几下就好了。这次记住了这个穴位。

 微博语录

每个秒招后边都有故事。当时得到白糖方以后，十分希望自己被烫到。但是没有机会。然后。。。准备了一杯开水，把手指放进去。再然后我就知道效果还不错。烫的太厉害或者烫的时间太久也会没效的。

最近很多同仁问策于我，如何发展中医？答：疗效。如果在好中医少似熊猫的市场紧缺环境里还谈推广，很无厘头的事。中医最终是匠人文化，做最好的东西，吸引大家来。如果是烂东西。推广反倒是伤害中医本身。

晕车

 妙　招

晕车时候,肚脐里边塞一个姜粒把肚脐盛满,有很好的预防晕车效果。

 编 辑 注

将生姜切成碎末,填满肚脐。

网友反馈

@西**籽:这次去九寨沟,从机场到沟口一路蜿蜒辗转,幸好看到这个法子啦。和好丽友一起实践了一把,效果真的不错! 几乎没啥晕车的感觉! 比晕车药啥的来得实惠,安全有效!

@丫**n:这个要转,试过很多次,比吃什么乘晕宁管用。

@ 人 ** 水：我婆婆严重晕车，每次坐车都靠这个方法，有一次还在车上帮助了一个晕车快吐的人，效果非常的好。

@ 润 ** 石：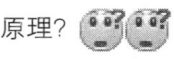这个法子我试过，绝对的，管用！某年四川，坐一整天八个多小时汽车，俺全靠这个活过来的。

@ 黄 ** 急：昨天试了，效果不错 。

@ 花 ** 落：话说这个我也试过，效果不错。不知道什么原理？

麦粒肿

妙　　招

麦粒肿掐耳尖 100 下。早期可以消除，避免手术切开排脓。

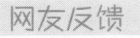
网友反馈

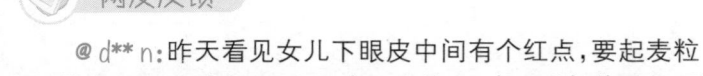

@ d** n：昨天看见女儿下眼皮中间有个红点，要起麦粒肿，她自己说眼睛疼，早晚两次耳尖放血，今早看好像已经不红了。应该不会再发起来了。

@ 波 ** 灵：三天前丹丹右眼下面红肿，很像麦粒肿，有人说耳尖放血效果立竿见影，但我一是不会二是下不去手。后来搜到此法，连揉带掐估计有 500 多下，中午就发现红肿变轻。傍晚又掐 200 来下。第二天红肿不明显，第三天完全好了。

对中医最好的朝代就是宋朝。连皇帝都是能开方的中医粉。

人过四十，不可不养生。身体开始走下坡路了，养生先养心，养身先养气。换句话说，如何沉淀自己让自己全身心认可自己和这个世界的关系是最关键的。要从怕死转换成生活多美好，我不舍得死的概念上来，真心想活就不会死。

如果我开医馆，就让医馆做评价平台，药费批发价，诊金做利润，病人满意才支付。医生靠诊金生活。估计没骗子了。同意的举手？

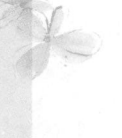

哮喘

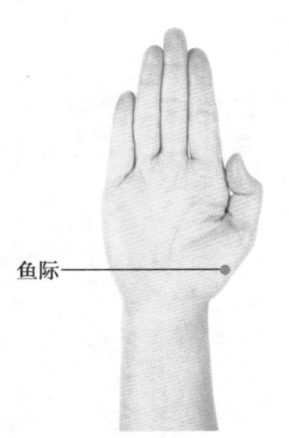

　　鱼际是个好穴位。对于哮喘发作有立竿见影的效果。不过当年将个老病号当场控制以后被科主任一阵臭骂，如果搞不定，病人窒息谁也担不起责任。在缺医少药的情况下，救命要招。

鱼际 ——————●

@小**₁：昨天和小ZZ去看望舅妈，他们家里养了只猫。坐下来半小时我就开始喘，想到这个帖子试验了一下，确实管用的，大约几分钟可迅速缓解症状，不用喷药。我是用指节使劲互按双手的鱼际穴，有酸痛感。

微博语录

妙招治病会不会根治？不会。会不会有副作用？不会。妙招万能吗？不会。孕妇能用吗？你在意就不要用。除了合谷三阴交书本上不让用，所有的穴位都没说不让用。按了没效怎么办？去找医生。为什么别人管用我不管用？个体差异。怎么用高效？刚一开始有症状就用效果好。

腿抽筋

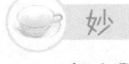

老人腿抽筋是很常见的问题,可以在承山穴位按压,顺时针 36 下,逆时针 36 下,效果很好。

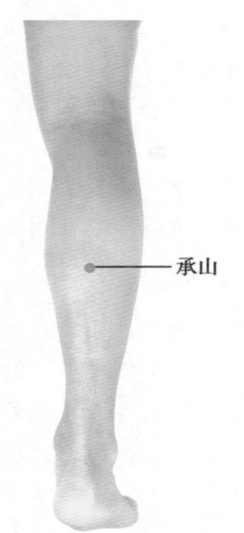

承山

@ 丁**吒:好吧,虽然说的是老人,但是昨天半夜不知道怎么就突然抽筋了……困得没工夫理它,一边勾脚按这个穴位一边就又睡过去了😪谢谢 @ 针灸匠张宝旬 拯救了我的睡眠,不知为啥会抽筋呢?

 微博语录

薄荷:减轻头痛,提高反应力。美国嗅觉研究所的一项新研究发现,当薄荷通过嘴或鼻子被人体吸收后,视觉反应速度加快,记忆力和判断力都会提高,运动时的疲劳感也会下降。同时,它还是减轻压力和焦虑的良方——总是美国人给我们中医解围,否则我的头痛香囊就是个说不清的东西。

中风急救

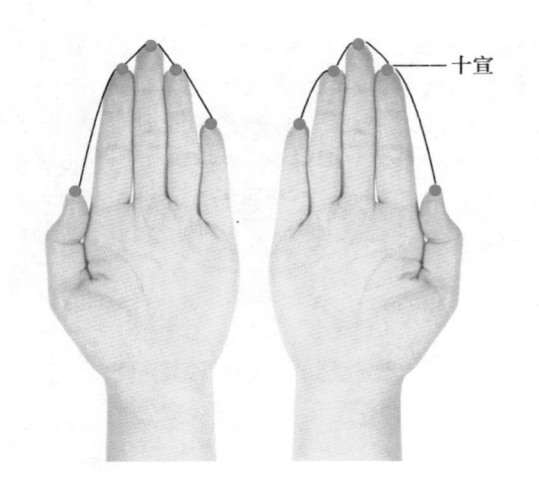

妙　招

　　中风昏倒急救就是在十个指肚头（十宣）放血。可以救命。好人成本高，要保护好自己再去救人。

十宣

网友反馈

@ 韶 ** 松：绝对的好方，前些年在一本中医书里看过，而且一位五四时期国学大师还自述用过。

@ 针灸匠张宝旬：回复 @ 玲 ** 铛：昏迷急救第一法 //@ 玲 ** 铛：这类似的方法我妈会，小时候中煤气昏迷，妈抱我坐院里，然后用针挨个扎我手指放血，初始血都是黑的，直到挤出鲜红的血我就醒了，没吃药没去医院，休息一会儿就活蹦乱跳上学去了。

@ v ** y：我就是老师教过后，有一次又无意看到南怀瑾先生的文章，才有了后来的判断、下手和救人。亲自看到病人当场好转过程，才知道我们的祖先有多神奇和伟大。希望能帮到更多需要的人。//@ 何 ** 月：南怀瑾先生《习禅录影》上也说过这个秘方，一人中风，全家发疯，生命来之不易，可不慎乎？

@ 姗 ** 光：我也用过此法救老爸，有效！多做传播，造福众人。

@ 小 ** 二：前年我爸爸中风，右侧无知觉，当时我也是施行了"十宣放血"，然后送医院救治的。我爸爸愈后没留后遗症，效果很好，医院医生都认为是奇迹。请大家转此方法。助人者自助。

心慌心悸心律失常

 妙　招

地球人都知道的常识,心脏不舒服尤其心律不齐,按摩内关超级有效,非原创但需要传播给家有心脏病老人的盆友,平时保健天天按摩更好。不根治但控制。

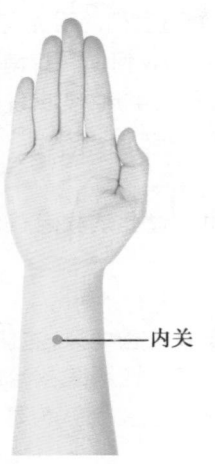

————内关

网友反馈

@S** 妈：严重同意，我两年前心脏总是停跳，自己都能感觉到，就是自己按摩胳膊上这条心包经，不知不觉就好了！

@懒 ** 兔：怀孕时，心跳得很厉害，很不舒服，我外婆就给我一直揉这个穴位，她自己都睡着了，手还不停地给我揉，真的会舒服很多！

@廿 ** 人：这个效果超好，有次用吃西瓜的铁勺给一个朋友刮痧，当场矢气无数，熏得我都快晕倒了。他的心区不适立刻就好了。这一两年，每周刮一次。心区再也没有不适感。

 微博语录

简单的技术可以传播。真正学术精华不是百姓能掌握的。小病小招够了，大病还要看中医。

高血压

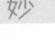

　　高血压按摩点是曲池穴。可以迅速降低血压，主要对高压敏感。这个也是送给各位盆友的，孝敬爸爸妈妈的好穴位。预防偏瘫，每天要按一按。

曲池 ——————●

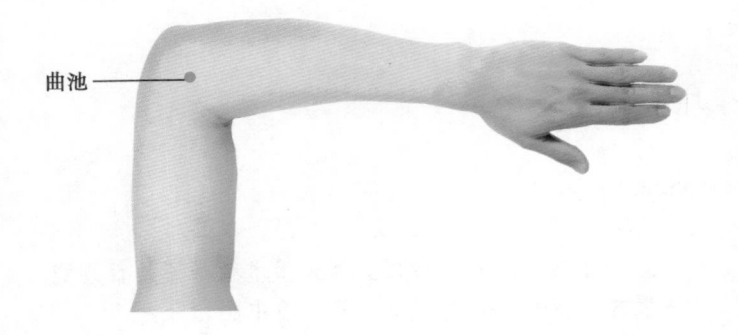

@ J**F:今早老妈突然高血压,头眩晕,怀疑昨晚没睡好,血压160/95mmHg,给她扎了双侧曲池、内关,留针30分钟后血压150/95mmHg,高压下降了10mmHg。

@ 影**密:昨天我按过了,也一样的!佐证。

 微博语录

传播中医是因为我喜欢,所以分享给盆友。如果有人能受益,那也是意外之喜而已。中医是代表中国文化智慧的东西,实在是中医大美,大美中医。

中医最重要的判别标准是复诊率和转介绍率。如果一个医生天天都是初诊,就有问题。没人介绍新病人,问题就太大了。靠广告拉动的那个中医肯定是有问题的。找医生看病的时候,多和病友聊聊天,基本上就能判别这个情况。

冠心病

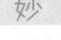

　　冠心病有一个妙穴在脚上,如下图标注,心前区不适可以马上缓解。每天按摩,比吃药效果还好,缓解发作。在标注周围找痛点就好。

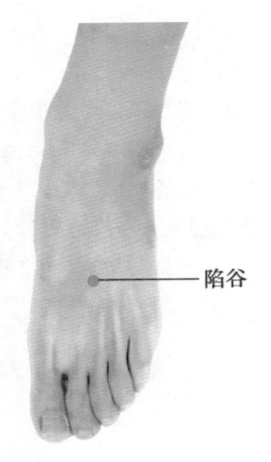

陷谷

网友反馈

　　@月**姐：一看到老师的妙方就会记录在印象笔记里，今天胸口痛得不行，估计是最近累惨了，按了一会儿这个穴道，真的马上缓解了不少。转发下这个方式让更多的人知道这个方法。不过只能缓解，不是治本的方式，治本估计还是得好好调理。

　　@紫**窝：张老师，昨天试验了下，虽然不是冠心病，但是心悸胸闷点按后缓解，再请问下，对于睡眠不好也有这么个妙穴吗？很是期待哟，谢谢张老师。

　　@夏**兮：这个来得真是及时，心前区不适按这里！

　　@l**a：张针匠的这些点都挺管用的。

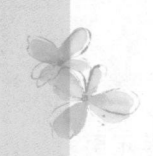

高血脂

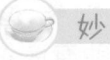
血脂高会带来严重的心血管问题。丰隆穴经常按摩或者敲敲有很好的保健效果。临床上有治愈的病例，不错的穴位。

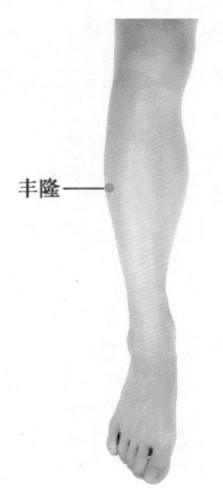

丰隆——

反中医的深层原因是中医的自净机制和诚信交易体系出了问题。太容易为骗子所乘，骗子进来之后很难被识别和清除，搞得大锅的老鼠屎和大米在一起。中医太需要搞一个支付宝交易体系，有机会让马云同学考虑一下。吃完药满意后才可以付诊金，药费可给，诊金要客户满意后给。我理解的反中医很多是反庸医。

年底教孩子，不知道从什么入手。最近想明白了，所有的道术都要让位于心。要让孩子学会表达和善于爱这个是根本。这个有了，所有的教育就有了根本。相比之下，我学了太多的恨的能力，比如我现在还记得东郭先生，农夫与蛇，还有草原小姐妹。。。晕啊，那些专家都给我当时埋下了多少恨假骗反人性的种子啊。

颈椎病

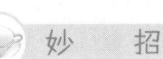

妙　招

　　颈椎练习我介绍用下图的方法。我用过很多锻炼方法治疗我自己的颈椎病,后来找到这个真正解决问题的方法。临床表明,颈椎病是脊柱病的局部表现,锻炼要从整个脊柱锻炼才是对的。古人太了不起了,这个他们早知道了。

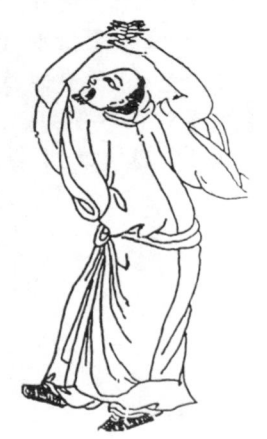

网友反馈

@猫**C:从脚到头全部拉伸,自然站立,双手与肩平宽,手心向上手指向内,尽力向上伸展。做拖起动作。伸展的同时,仰头向上看,并将脚跟抬起。请晃身体。头部左右扭。就是全身牵引,让脊柱能有还原本来曲线的机会。

@行**之:张老师,来汇报下,确实有效啊。转围脖好多天了,这两天才实践,介绍一个同事做,也反映很棒,太赞了。

@温**王:试了下确实有点效果,听见颈椎在咔咔归位~

@w**5:这个确实有奇效!练了几天颈椎已经基本不痛了!强烈推荐长期伏案工作的人练! 👍

@T**F:有效有效,帮转发,虽然对拖起动作的理解不太明白,但已经舒服多了。

@玄**复:这个方法已经介绍给 n 个朋友,很有效果!谢谢张老师。

落枕

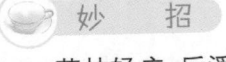

妙　招

落枕轻症,后溪穴用尖锐的东西按压会有立竿见影的效果。

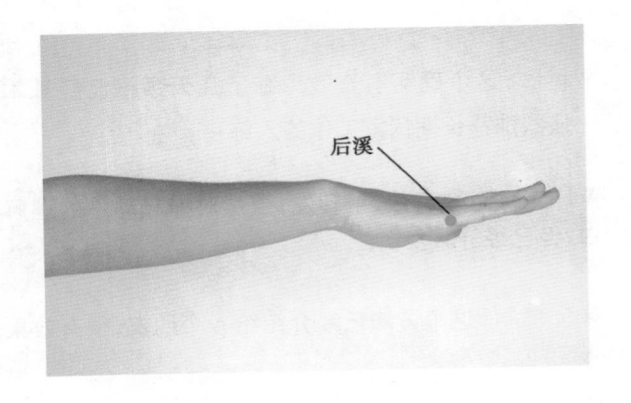

后溪

@ 蚊 ** 闻 :我擦,刚试了一下简直太神奇了,突然就感觉脖子那里僵住的血流动开了,脖子瞬间舒服了。

@ 隔 ** 丘 :昨天刚看到。今天男朋友就落枕了。哈哈哈。试了一下超级有效果。男朋友说他感觉瘀血被打通了 我说他胡扯

@ 如 ** 7 :确实有用！我颈椎有问题,脖子时常处于疼痛状态,用无油的中性笔头扎这个穴位后,疼痛大大缓解,晚上也能休息好了。谢谢张大夫。

@ S** 月 :昨晚躺落枕了,翻身起床那叫一个难,刚刚按过后确实有缓解哦

@ 胖 ** 丸 :后溪穴简直太神奇了,元旦的时候落枕很厉害,脖子完全不能动了,去找了在帮我做调理的针灸大夫,她就直接拿针扎了我的后溪穴,让我慢慢转了两圈脖子,然后非常之神奇的,落枕好了,脖子马上就可以上下左右随便动了。